社区卫生服务技术规范丛书

社区慢性阻塞性肺疾病病例管理

（试　用）

主　　编　曾学军　许文兵

编写人员　（按姓氏笔画排序）

丁小燕　王　玉　方卫纲　朱元珏

沙　悦　沈　蔷　周海虹　赵鸣武

施举红　黄晓明　黄程锦

北京大学医学出版社

图书在版编目（CIP）数据

社区慢性阻塞性肺疾病病例管理（试用）/曾学军，许文兵主编．—北京：北京大学医学出版社，2008.3

（社区卫生服务技术规范丛书）

ISBN 978-7-81116-464-0

Ⅰ．社… Ⅱ．①曾… ②许… Ⅲ．慢性病：肺栓塞—病案—管理 Ⅳ．R563.5

中国版本图书馆 CIP 数据核字（2008）第 008799 号

社区慢性阻塞性肺疾病病例管理（试用）

主　　编：曾学军　许文兵

出版发行：北京大学医学出版社（电话：010-82802230）

地　　址：（100083）北京市海淀区学院路 38 号 北京大学医学部院内

网　　址：http：//www. pumpress. com. cn

E - mail：booksale@bjmu. edu. cn

印　　刷：北京瑞达方舟印务有限公司

经　　销：新华书店

责任编辑：陈　奋　　**责任校对**：王怀玲　　**责任印制**：郭桂兰

开　　本：850mm×1168mm　1/32　**印张**：3.25　**插页**：1　**字数**：52 千字

版　　次：2008 年 3 月第 1 版　2008 年 3 月第 1 次印刷

书　　号：ISBN 978-7-81116-464-0

定　　价：8.80 元

序

党中央、国务院高度重视城市社区卫生工作，并将发展社区卫生服务作为深化城市医疗卫生体制改革和有效解决群众看病难、看病贵等问题的重要举措，作为构建新型城市卫生服务体系的基础。2006年2月，《国务院关于发展城市社区卫生服务的指导意见》（国发〔2006〕10号）（以下简称《指导意见》）提出，到2010年，全国地级以上城市和有条件的县级市要建立比较完善的社区卫生服务体系，社区卫生服务机构设置合理，服务功能健全，人员素质较高，运行机制科学，监督管理规范，居民可以在社区享受到疾病预防等公共卫生服务和一般常见病、多发病的基本医疗服务。《指导意见》还明确要求健全社区卫生服务技术操作规程和工作制度。

近年来，在各级政府和各有关部门的共同努力下，城市社区卫生工作取得了积极的进展。目前，全国已建成社区卫生服务中心5000多个、社区卫生服务站近18000个，从事社区卫生工作的卫生技术人员达26万人。社区卫生服务功能不断完善，服务水平不断提高，并因其便捷、经济的特点受到群众的普遍欢迎。研究制订符合我国国情的社区卫生服务技术规范，对于规范社区卫生服务机构及其医务人员的专业技术行为，提高服务能力，保证服务质量，为居民提供安全、有效、便捷、经济的公共卫生和基本医疗服务具有重要意义。

为贯彻落实《指导意见》，我司委托中国社区卫生协会组织相关领域专家，以科学、有效、可行为原则，开展社区卫生服务技术规范的研究制订工作。现在已经完成了第一批技术规范的研制工作，并在东、中、西部遴选了十个城市进行试用，期待在实践应用中加以修改和完善。

现将第一批社区卫生服务技术规范丛书（试用）出版发行，供各地在工作中使用。随着社区卫生服务的发展，其他相关技术规范也将陆续推出。希望各地加强社区卫生服务技术规范（试用）的推广应用，加强内涵建设，促进社区卫生服务事业的健康、可持续发展。

卫生部妇幼保健与社区卫生司

2008年1月4日

前言

社区卫生服务是城市卫生工作的重要组成部分，是实现人人享有基本医疗卫生服务的基础环节。我国的社区卫生服务经过了十年的发展，随着相关政策的逐步落实，社区卫生服务网络逐步健全。截至2007年4月，全国已设置2万多家社区卫生服务机构，在落实公共卫生任务和开展常见病、多发病的防治方面发挥着越来越重要的作用。

受卫生部妇幼保健与社区卫生司委托，中国社区卫生协会组织有关方面专家，在总结国内外成功经验和研究成果的基础上，按照连续性、综合性、可及性、主动性等全科医学理念，开展了社区卫生服务技术规范的研究制订工作，希望通过3～5年的努力，健全社区卫生服务技术体系。目前已经开展了一系列社区卫生服务技术规范的研制工作，包括《社区卫生诊断技术手册》、《社区居民健康档案》、《社区0～36个月儿童健康管理》、《社区孕产妇健康管理》、《社区中老年人健康管理》、《社区高血压病例管理》、《社区2型糖尿病病例管理》、《社区结核病病例管理》等。每项技术规范均经过相关专家、卫生行政部门人员、社区卫生服务机构管理人员和全科医生、社区护士等多次论证，并在一些地方进行了试用，在此基础上作了进一步的修改和完善。

社区卫生服务技术规范（试用）具有以下特点：

1. 强调在医疗卫生服务过程中，全科医生和专科医生的任务各有侧重，职责不同。全科医生负责在社区进行疾病筛查、重点人群和患者的健康管理；专科医生负责疾病诊断、治疗方案制订以及疑难杂症和危急重症的诊治。全科医生和专科医生之间形成双向转诊的合作关系。

2. 对社区居民，强调预防为主，防止疾病危险因素的发生。对已有危险因素的居民，通过进行健康教育和行为干预，督促其改变不良生活行为。做好疾病筛查工作，及时转诊确诊，做到疾病的早发现、早诊断、早治疗。

3. 对社区现患病人，强调防治结合，提高疾病管理效力，降低管理成本。通过对患者在社区的一对一连续综合的个案管理，建立有效的随访制度，密切医患关系，提高治疗依从性，进而增强健康干预效果，提高疾病控制率，切实改善患者健康状况，同时也有利于控制医疗费用。

4. 强调科学性、有效性和可行性并重。

希望社区卫生服务技术规范的推广使用，有助于加快提高社区卫生服务人员的基本技术能力和服务能力，规范卫生技术人员的服务行为，提高社区卫生服务质量，切实让居民享受到安全、有效、便捷、经济的公共卫生服务和基本医疗服务。

本次研究制订社区卫生服务技术规范，为我国社区卫生发展中的首次尝试。受水平所限，书中难免有不足甚至错误之处，恳请各位同仁提出宝贵意见，以便我们再版时改正，并在研制其他技术规范时借鉴。

《社区卫生服务技术规范丛书（试用）》编委会

2008 年 1 月 4 日

社区卫生服务技术规范丛书（试用）编委会

李新华	卫生部妇幼保健与社区卫生司
杜雪平	北京月坛社区卫生服务中心
杨　哲	科技部社会发展司
杨文秀	天津市医学科技信息研究所
邵瑞太	世界卫生组织慢性非传染性疾病预防与控制部
陈旭利	卫生部科技教育司
陈博文	首都儿科研究所
周　巍	卫生部妇幼保健与社区卫生司
武阳丰	北京大学医学部
金生国	卫生部妇幼保健与社区卫生司
秦　耕	卫生部妇幼保健与社区卫生司
曹　彬	卫生部妇幼保健与社区卫生司
梁晓峰	中国疾病预防控制中心
曾学军	北京协和医院
董燕敏	天津市社区卫生协会
端木宏谨	中国防痨协会
滕红红	首都儿科研究所

目 录

图1 社区居民COPD病例管理筛查流程图

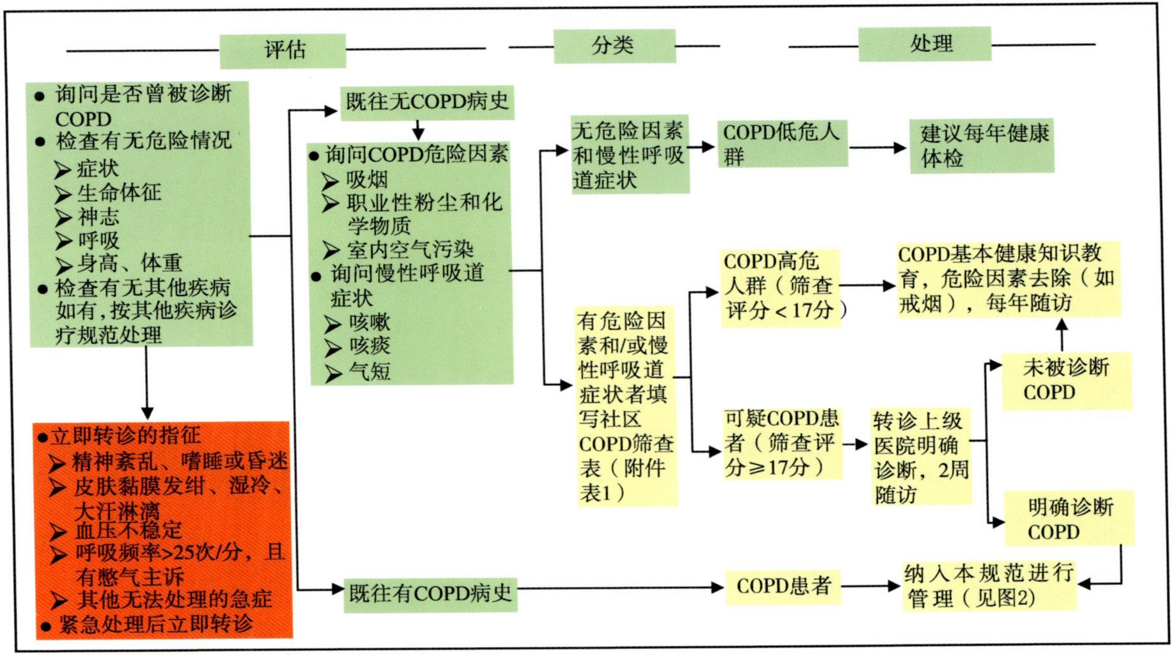

图2 社区COPD病例管理流程图

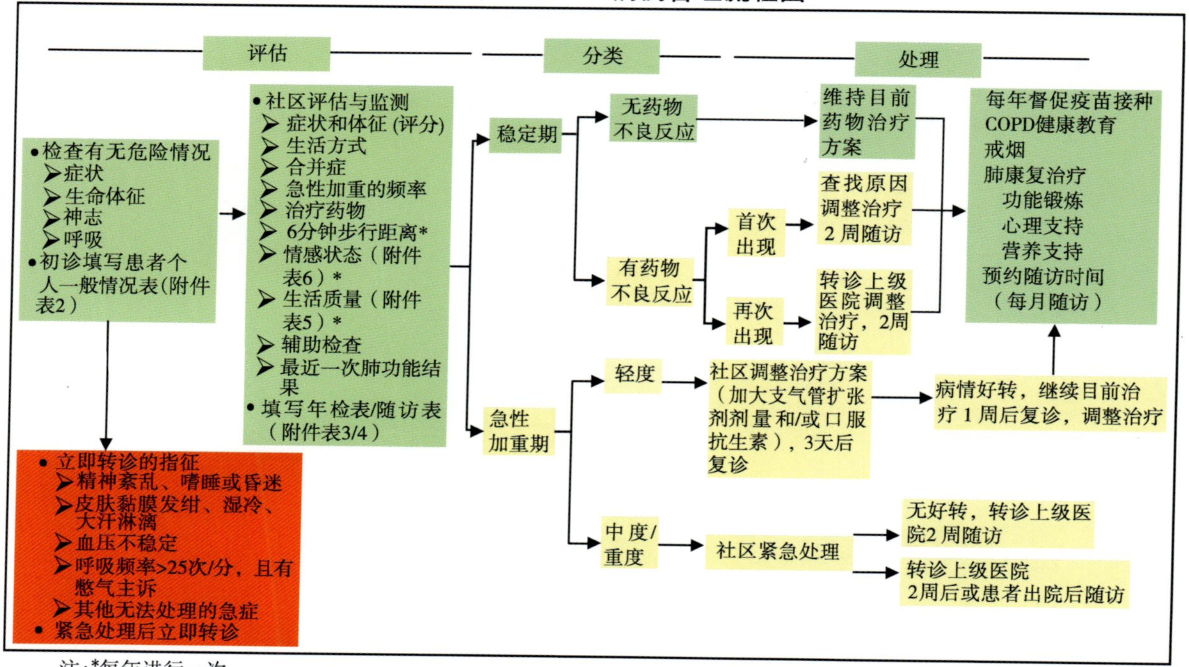

注:*每年进行一次

第一部分

社区 COPD 病例管理办法

慢性阻塞性肺疾病（COPD）是一种可以预防和治疗、具有气流受限特征的疾病。气流受限不完全可逆，呈进行性发展，与肺部对有害气体或有害颗粒的异常炎症反应有关，临床多表现为慢性咳嗽、咳痰和呼吸困难，吸烟是其最重要的危险因素之一。过去所说的慢性支气管炎（“老慢支”）、肺气肿和COPD有密切关系，慢性支气管炎和肺气肿患者出现气流受限并且不能完全可逆时，即应诊断COPD。COPD患者也可无明显的临床症状。现在认为，COPD是可以预防和治疗的，戒烟是最主要的预防措施，合理的综合治疗能提高患者生活质量，改善预后。

第一章　社区居民 COPD 筛查流程图说明

对无论因何原因前来社区卫生服务机构就诊的 40 岁以上的居民，均应在居民知情同意的情况下对居民进行慢性阻塞性肺疾病（COPD）的简单筛查和评估，并按照社区居民 COPD 筛查流程对居民进行相应处理。

第一节　评　估

一、发现危险情况

1. 对无论因何原因前来社区卫生服务机构就诊的 40 岁以上的居民，进行简单问诊和查体。

→ 询问：

- 有无憋气主诉。
- 以前是否曾诊断 COPD。
- 有无其他慢性疾病（如高血压、糖尿病、肺结核等），如有，按相应慢性病病例管理规范处理。

→ 查体：

- 一般情况。
- 神志状况。
- 生命体征（体温、血压、心率、呼吸频率）。
- 身高、体重。

2. 是否有如下危险情况：

→ 精神紊乱、嗜睡或昏迷。

→ 皮肤黏膜紫绀、湿冷，大汗淋漓。

→ 血压不稳定（＜90/60mmHg 或＞180/100mmHg）。

→ 呼吸频率＞25 次/分，且有憋气主诉，或明显呼吸窘迫/三凹征。

→ 高热，体温＞40℃。

→ 其他无法处理的急症。

出现上述任何一项异常情况，须在紧急处理后立即转诊。

二、发现 COPD 危险因素和慢性呼吸道症状

对于既往无 COPD 病史的 40 岁以上居民，需询问 COPD 危险因素和慢性呼吸道症状。

1. 询问是否有 COPD 危险因素（有以下任意一条者）：

→ 吸烟史阳性（包括既往吸烟已戒烟者和目前仍在吸烟者）。

→ 有长期（超过 1 年）接触粉尘和化学毒物的工作史。

→ 有长期（超过 1 年）室内空气污染问题（煤火取暖、被动吸烟、接触油烟等）。

2. 询问是否有慢性呼吸道症状（有以下任意一条者）：

→ 经常咳嗽（每年咳嗽的天数超过 3 个月）。

→ 经常有痰（每年有痰的天数超过 3 个月）。

→ 活动后比同龄人更容易感到气短。

第二节 分 类

经过初步筛查和评估，对于有 COPD 危险因素和/或慢性呼吸道症状的 40 岁以上居民填写社区 COPD 筛查表（引自国际初级保健气道组织，IPAG）（见附件表 1），然后将 40 岁以上居民分为四大类：

一、COPD 低危人群

指未诊断 COPD 且无 COPD 危险因素和慢性呼吸道症状的居民。

二、COPD 高危人群

指有 COPD 危险因素和/或慢性呼吸道症状的 40 岁以上居民，社区 COPD 筛查评分＜17 分者。

三、可疑 COPD 患者

指有 COPD 危险因素和/或慢性呼吸道症状的 40 岁以上居民，社区 COPD 筛查评分≥17 分者。

四、COPD 患者

指以前在上级医院曾被诊断为 COPD 的居民。

第三节　处　理

社区卫生服务机构不承担 COPD 诊断的任务，主要任务为 COPD 患者筛查以及确诊 COPD 患者的综合管理、危险因素去除和预防教育、急性加重期的发现和初步处理等工作。按照分类结果对不同情况的居民进行不同的处理。

一、COPD 低危人群

1. 建议每年健康体检。

2. 出现呼吸道症状及时就诊。

二、COPD 高危人群

1. 去除危险因素（如戒烟），每 3 个月电话随访，了解危险因素去除情况。

2. COPD相关健康知识教育。

3. 预约每年随访。

三、可疑COPD患者

1. 转诊上级医院明确诊断，2周后随访。

2. 如上级医院明确诊断COPD者见COPD病例管理规范流程图。

3. 如未被上级医院诊断COPD者，同COPD高危人群处理，进行危险因素去除、健康知识教育及预约每年随访。

四、COPD患者

见图2，社区COPD病例管理流程图说明。

第二章　社区 COPD 病例管理流程图说明

经上级医院明确诊断的COPD患者，在患者知情同意的情况下纳入社区COPD病例管理，定期对患者进行评估、分类和处理。

第一节　评　估

一、发现危险情况

1. 对患者进行简单的问诊和查体，发现危险情况。

→ 询问：

- 有无明显憋气主诉。
- 有无意识、神志的改变。

→ 查体：

- 一般情况。
- 神志状况。
- 生命体征（体温、血压、心率、呼吸频率）。

2. 是否有如下危险情况：

→ 精神紊乱、嗜睡或昏迷。

→ 皮肤黏膜紫绀、湿冷，大汗淋漓。

→ 血压不稳定（< 90/60mmHg 或 > 180/100mmHg）。

→ 呼吸频率>25 次/分，且有憋气主诉，或明显呼吸窘迫/三凹征。

→ 高热，体温>40℃。

→ 其他无法处理的急症。

出现上述任何一项异常情况，须在紧急处理后立即转诊。

二、对 COPD 患者进行评估

1. 询问基本情况（包括既往史、家族史等，具体见附件表 2，个人一般情况表）。

2. 询问生活方式：

   → 吸烟史。

   → 职业暴露史。

   → 居住环境。

3. 询问最近的症状（常规就诊者询问最近一月的症状；因病情变化来就诊者，询问最近一周情况），根据最近的症状程度进行分级，具体见附件表 3.1，健康检查表。

→ 咳嗽。

→ 咳痰。

→ 呼吸困难。

→ 其他：有无发热、腹胀、下肢水肿等。

4. 检查一般状况：

→ 测体温、脉搏、呼吸次数、血压，量身高、体重、腰围，计算体重指数（BMI）。

→ *粗筛情感状态，如粗筛阳性（具体见附表3.1相关内容），进行老年人抑郁评分（见附表6）。如时间紧张，可约患者改日进行此项检查。

→ *指导填写 St'George 医院呼吸问题的调查问卷（SGRQ）（见附件表5），根据问卷计算评分（用相关软件）。

5. *测定6分钟步行距离（具体方法见第二部分第一章）。

（*为择期评估指标，根据就诊时病情和时间安排，要求每年至少一次。）

6. 基本体格检查：

→ 注意口唇紫绀、球结膜水肿、颈静脉充盈、下肢水肿情况。

→ 肺部听诊哮鸣音情况需评分（具体见附件表 3.1）。

7. 辅助检查（若本社区卫生服务机构无相应检查条件，建议患者到上级医院检查并记录最近一次检查结果）：

→ 血常规、血浆白蛋白水平。

→ 胸片。

→ 如果患者本年度在上级医院进行了肺功能和血氧饱和度检查，请记录肺功能结果（FEV1/FVC，FEV1）和血氧饱和度（SaO_2）结果。

8. 治疗情况：

→ 目前所用药物。

→ 近一年疫苗接种情况。

→ 是否吸氧。

→ 近一年急性加重情况等。

三、为所有 COPD 患者建档

1. 初次就诊的患者填写个人一般情况表（见附件表 2）。

2. 每年更新填写 COPD 患者年检表（见附件表 3）。

3. 每次随访填写 COPD 患者随访表（见附件表 4）。

第二节 分 类

根据社区医生对 COPD 患者的评估，我们将社区 COPD 患者分为稳定期和急性加重期两大类，每一类再按照不同情况分类，以指导相应的处理。

一、稳定期

指 COPD 患者咳嗽、咳痰、气短等症状稳定或症状轻微。

稳定期患者根据问诊、查体，评估是否存在药物不良反应（主要指支气管扩张剂或糖皮质激素的不良反应）。

1. 无药物不良反应：呼吸道症状稳定或轻微，未出现药物不良反应。
2. 有药物不良反应：呼吸道症状稳定或轻微，有药物不良反应。

二、急性加重期

指 COPD 患者短期内咳嗽、咳痰、气短和/或喘息加重，痰量增多、痰呈脓性或黏液脓性，可伴发热等炎症明显加重的表现。

又根据急性加重症状的程度分为轻度和中重度

两类。

1. 轻度：符合以下情况一条或以上：

→ 主要表现是气促加重。

→ 常伴有喘息、胸闷、咳嗽加剧、痰量增加、痰液颜色和/或黏度改变以及发热等。

→ 也可以出现全身不适、失眠、疲乏、抑郁等症状。

2. 中重度：符合以下情况一条或以上：

→ 新近出现的静息状态下呼吸困难。

→ 新出现的紫绀、外周水肿等。

→ 咳嗽、咳痰、呼吸困难症状加重，同时伴有其他严重的伴随疾病（如慢性心衰、慢性肾衰、恶性肿瘤等）。

→ 新近发生的心律失常。

→ ＞75 岁的高龄患者 COPD 急性加重。

→ 对初始治疗反应不佳。

→ 出现任何需要紧急抢救的危险情况。

第三节　处　理

社区卫生服务机构不承担 COPD 诊断和重症疑难病

例的诊治任务，主要任务为慢性疾病管理，包括确诊COPD患者的综合管理、危险因素去除和预防教育、急性加重期的发现和初步处理等工作。社区医生按照分类结果对不同情况的患者进行不同的处理。具体如下：

一、稳定期

1. 强调非药物治疗（具体方法见第二部分，社区COPD病例管理适宜技术）：

→ 去除危险因素，动员所有吸烟患者戒烟。

→ COPD健康教育（包括基本知识、家庭保健、药物使用方法等）。

→ 肺康复治疗（包括功能锻炼、营养支持、心理支持等）。

→ 家庭氧疗。

→ 预约随访时间，督促患者随访。

2. 药物治疗：

→ 无药物不良反应出现者，维持目前药物治疗方案，观察治疗反应，督促患者每月随访。

→ 若出现药物不良反应（主要指支气管扩张剂或糖皮质激素的不良反应），社区医生要对患者进行对症治疗并调整用药，在2周时随访；若随访时仍然存在药物不良反应，要建议并协助患者转诊到上级医院，并在 2 周内随访。

→ 督促患者接种疫苗。

→ 告知患者急性加重的症状，并指导患者在病情变化时及早就诊。

二、急性加重期

1. 轻度

→ 药物治疗：

- 调整既往治疗方案（加大支气管扩张剂剂量和/或加用口服抗生素），3 天后复诊，如病情好转继续目前治疗，1 周后再次复诊调整方案；如病情无好转或加重，建议并协助患者转诊到上级医院，在 2 周内随访。
- 病情稳定后同稳定期处理。

→ 非药物治疗同稳定期患者。

2. 中重度

→ 社区紧急处理，稳定患者一般情况。

→ 协助患者转诊到上级医院，在 2 周内随访。

→ 病情稳定后同稳定期处理。

对所有 COPD 患者

1. 告诉患者：

→ 参加病例管理花费少，而且可以降低疾病危险性。

→ 戒烟可以有效减慢 COPD 的进程，降低 COPD 的死亡率。

→ 下次随访的时间。

2. 对于吸烟患者，每次就诊时均督促患者戒烟。

3. 若同时患有其他疾病，应同时根据其他疾病诊疗规范进行管理。

4. 告诉患者如有下列异常须立即复诊：

→ 发热。

→ 痰量增多或脓痰。

→ 静息状态下呼吸困难。

→ 新出现外周水肿。

→ 疲乏、嗜睡。

第二部分

社区 COPD 病例管理适宜技术

第一章　临床基本技能

一、6分钟步行试验

6分钟步行试验（6-Minute Walk Test，6MWT）即测量患者在6分钟内行走的最大距离，是评价慢性心肺疾病患者活动能力的功能试验，优点是不需复杂的仪器设备，简单易行，适合社区开展。本规范用此试验来评价稳定期COPD患者的活动能力，了解病情进展和治疗效果。以下介绍6MWT的检查方法。

（一）所需条件

检查一般在室内进行，要求室内有一长约20米的无障碍物走廊供患者往返行走。如果天气晴朗也可以在室外进行，室外空地要求同室内。检查医生需要准备的物品：

- 秒表。
- 米尺。
- 可随时移动的椅子。
- 氧气。

•急救设备。

（二）检查前患者准备

1. 有以下情况的患者不能进行6分钟步行试验：

•近期（1个月内）有急性心肌梗死或不稳定型心绞痛病史。

•静息时心率＞120次/分。

•静息时血压＞180/110mmHg。

•严重的呼吸困难（静息时即有症状）。

•患肌肉关节疾病导致无法行走。

2. 告诉患者：

•简单的检查方法。

•穿适合运动的衣服和鞋。

•如患者平时借助拐杖等行走，检查时也应使用。

•检查前不应进食过饱。

•检查前2小时避免剧烈活动。

（三）检查方法

1. 检查前要求患者在起点附近的椅子上休息至少10分钟。

2. 检查患者心率、血压情况，确定无检查禁忌。

3. 让患者站在起点，告诉患者尽最大能力行走（不要跑或跳)，准备好了随时可以开始行走，行走过程中可随时休息，可随时结束试验。

4. 患者开始行走的同时开始计时，每 1 分钟提醒患者 1 次剩余时间。

5. 6 分钟时间到即结束检查，嘱患者休息。测量并记录患者所行走的距离（精确到米）。

(四) 注意事项

1. 不要跟着患者一起行走。

2. 检查过程中注意观察患者情况，如出现下列情况需随时结束检查：

- 胸痛。
- 不能耐受的呼吸困难。
- 下肢痉挛。
- 走路摇晃。
- 紫绀或面色苍白。

3. 可以给患者适当的鼓励，比如说“很好”、“继续”、“你可以休息一下，休息后可继续行走”等。不要说“加油!”、“快走!”等过分的激励。

第二章　COPD 稳定期和急性加重期的定义和分级

在国际和国内的 COPD 临床指南中，COPD 患者的分级都是根据肺功能检查的结果进行划分的。但目前我国的社区卫生服务机构普遍不具备肺功能检测的条件，因此本规范对 COPD 的分级分类方法进行了适当简化以适应社区现状，更利于患者管理。但社区医生需要了解国际通用的 COPD 的分级方法和标准。

本章介绍的是慢性阻塞性肺疾病全球倡议（GOLD）2006 的 COPD 的分级方法和标准，COPD 分为稳定期和急性加重期两大类，稳定期根据患者肺功能状况分为 4 级，急性加重期根据症状的严重程度分为轻、中、重 3 度。

一、稳定期

指 COPD 患者咳嗽、咳痰、气短等症状稳定或症状轻微。

稳定期根据患者肺功能状况分为 4 级，具体见表 1。

表 1　慢性阻塞性肺疾病全球倡议（GOLD）COPD 疾病严重程度分级

级别	分级标准
Ⅰ级（轻度）	FEV1/FVC＜70%，FEV1 占预计值的百分比≥80%，伴有或不伴有慢性症状（咳嗽、咳痰）
Ⅱ级（中度）	FEV1/FVC＜70%，50%≤FEV1 占预计值的百分比＜80%，伴有或不伴有慢性症状（咳嗽、咳痰）
Ⅲ级（重度）	FEV1/FVC＜70%，30%≤FEV1 占预计值的百分比＜50%，伴有或不伴有慢性症状（咳嗽、咳痰）
Ⅳ级（非常严重）	FEV1/FVC＜70%，FEV1 占预计值的百分比＜30%，或 FEV1 占预计值的百分比＜50%并伴有慢性呼吸衰竭

二、急性加重期

定义为“在疾病的自然病程中急性出现的气短、咳嗽和/或咳痰的变化，其程度明显超过平时正常的变化，且可能需要对其平常使用的药物进行调整”，表现为 COPD 患者短期内咳嗽、咳痰、气短和/或喘息加重，痰量增多，痰呈脓性或黏液脓性，并可伴发热等炎症明显加重的表现。

急性加重期分度：根据症状的严重程度将 COPD 急性加重期分为轻、中、重 3 度。

轻度：①主要表现是气促加重；②常伴有喘息、胸闷、咳嗽加剧、痰量增加、痰液颜色和/或黏度改变以及发热等；③也可以出现全身不适、失眠、疲乏、抑郁等症状。

中度：符合以下 6 条中的一条①症状显著加剧，如突然出现的静息状态下呼吸困难；②出现新的体征，如紫绀、外周水肿；③有严重的伴随疾病；④新近发生的心律失常；⑤ 诊断不明确；⑥ 高龄患者 COPD 急性加重。

重度：符合以下 3 条中的一条①严重呼吸困难且对初始治疗反应不佳；②出现皮肤黏膜紫绀、湿冷，大汗淋漓或血压不稳定；③出现精神紊乱、嗜睡或昏迷。

第三章　戒　烟

对每个居民都应进行吸烟有害健康的教育，告知居民吸烟不仅是COPD、冠心病、脑血管病等常见慢性疾病的重要危险因素，也与肺癌、食道癌等常见肿瘤密切相关。

吸烟的居民按照图3处理。

戒烟流程图说明：

- 如果居民吸烟，询问他“您愿意戒烟吗？”
- 如果患者愿意戒烟，向他提供建议、帮助和协助安排戒烟计划。

1. 建议：“清楚、坚定、人性化”

→ 表达清楚：“戒烟是很重要的，我能帮助您。”

→ 语气坚定：“作为医生，考虑到您目前和将来的健康，立刻戒烟是保护您健康最重要的事。”

→ 人性化：“吸烟对您的健康不利；吸烟会对您的孩子和家人造成伤害；吸烟会增加您的经济负担。”

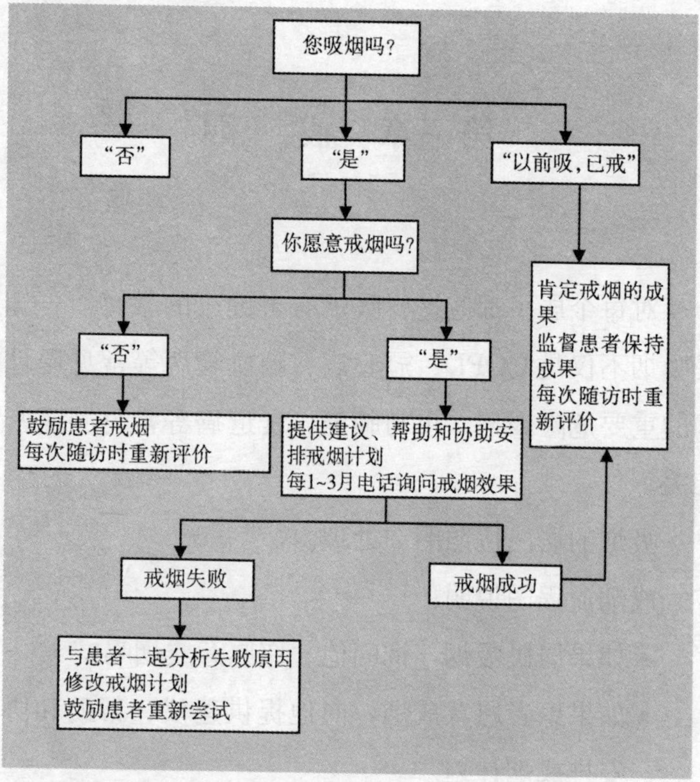

图 3 戒烟流程图

2. 协助安排戒烟计划

→ 确定戒烟开始时间（一般在 2 周之内）。

→ 告诉家人、朋友、同事有关戒烟的计划，得到他们的支持和帮助。

→ 了解在戒烟初期可能出现的“戒断症状”（见表 2），有信心面对困难。

→ 让所有与吸烟有关的东西（烟、打火机、烟灰缸等）从生活环境中消失。

→ 尽量在别人吸烟的地方少停留。

表 2　常见“戒断症状”

头晕、头痛 口干，甚至发生溃疡 咳嗽、多痰 胃肠道功能紊乱	戒断症状在戒烟后最初几周内出现，多在第一周最重，但很快会消失。

3. 在戒烟过程中，社区医生团队应随时为患者提供帮助。

→ 如患者烟瘾程度较重（见表 3，评分≥5 分），建议患者采用“尼古丁替代疗法”（尼古丁口香糖或贴片）。

→ 如果不是第一次戒烟，帮助分析既往戒烟失败原因，修改戒烟计划。

→ 最好能动员同一生活或工作环境的人一起戒烟。

• 如果患者不愿意戒烟，尽量鼓励患者戒烟。

1. 询问分析不愿意戒烟的原因。如：不能耐受戒断症状；有戒烟失败的经历；害怕失败；体重增加等。

2. 强调吸烟的危害。如：

→ 短期危害：咳嗽、气短、加重哮喘等。

→ 长期危害：与多种疾病相关，如心脏病、脑血管病、肺癌和多种肿瘤、慢性阻塞性肺疾病等。

→ 对他人的危害：增加配偶患肺癌和心脏病的风险，增加子女患哮喘、呼吸道感染等疾病的几率。

3. 宣传戒烟的益处。如：有益健康；精神状态改善；家庭环境变得更好；为子女树立榜样；省钱等。

4. 每次随访时建议戒烟，并询问是否愿意戒烟。

表3 烟瘾程度问卷

问题	答案分数			
	3	2	1	0
1. 你早上醒来多久会吸第一口烟?	5分钟内	6～30分钟	31～60分钟	＞60分钟
2. 你是否感到在不准吸烟的地方克制吸烟是非常困难的?			是	否
3. 你最不愿意放弃在何时吸的香烟?			早晨第一口	任何时间都一样
4. 你每天吸多少支烟?(支)	≥31	21～30	11～20	≤10
5. 你是否早上起来的1小时内所吸的烟比其他时间更多?			是	否
6. 当你生病不能起床时，你是否会吸烟?			是	否

按总分判断烟瘾程度：

0～2分为极轻；3～4分为较轻；5分为普通；6～7分为较重；≥8分为极重

第四章　健康教育

健康教育是COPD综合管理的重要组成部分。良好的健康教育能帮助COPD患者更好地了解疾病、增强控制疾病的信心、更积极地配合医生治疗、正确应对病情变化、更合理安排工作和生活计划。

社区医生可采取多种形式，如宣传画、小册子、上门随访、电话随访或成立患者小组等，对COPD患者进行全方位的健康教育。应告知患者COPD的简单知识、定期随访的重要性；建议吸烟患者戒烟；讲解药物使用方法、康复锻炼方法和营养支持知识等。

一、COPD基本知识教育

对所有参加规范的COPD患者和有危险因素或慢性呼吸道症状的居民进行COPD基本知识教育。告诉患者或居民：

- COPD即慢性阻塞性肺疾病，过去也叫慢性支气管炎（简称“慢支”）、肺气肿，是一种可以预防和治疗的慢性肺部疾病。

- 吸烟是 COPD 最主要的危险因素。
- COPD 的主要临床表现为慢性咳嗽、咳痰和呼吸困难。
- COPD 和高血压一样不能治愈，但医生通过综合治疗能缓解患者的症状，延缓疾病进展过程，改善患者的生活质量。

二、去除危险因素（戒烟）

吸烟（包括目前吸烟和既往吸烟）是 COPD 最主要的危险因素。其他危险因素包括职业性粉尘接触、化学毒物接触和环境污染等，冬季煤火取暖、厨房油烟接触、被动吸烟、呼吸道感染等也可能与患病有关。

- 对于吸烟的 COPD 患者或居民，强烈建议其戒烟。（具体见戒烟章节）
- 建议有其他危险因素的患者或居民尽量脱离危险因素。

三、定期随访，保持良好的医患沟通

- 社区医生应与患者建立良好的信任关系，鼓励你的患者经常与你交流，告诉你目前的症状变化、目前服用的药物、对健康状况的困惑等，以便第一时间了解患者疾病变化情况。
- 告诉参加规范的 COPD 患者每月定期随访的重要

性，约定下次随访时间。

• 告诉 COPD 高危人群每年随访，出现咳嗽等早期症状及时就诊。

四、教授家庭保健方法

(一) COPD 稳定期患者如何进行家庭自我保健

1. 一般注意事项。

  • 保持居住环境通风良好、阳光充足，没有刺激性气体、烟雾、粉尘的污染。

  • 室内温度要保持相对稳定，寒冷季节室内的温度应在 18～20℃为宜，过冷、过热对 COPD 患者都是不利的。寒冷季节尽量不要外出，如必须外出，一定要穿暖衣服、戴口罩，避免受凉。

  • 戒烟对 COPD 患者是非常重要的，不但患者本人不要吸烟，也不能被动吸烟，这对呼吸道功能的恢复是极其重要的。

2. 呼吸道感染常是 COPD 急性加重的诱因，COPD 患者要注意预防呼吸道感染。

  • 经常用肥皂或洗手液洗手。

  • 合理进行疫苗接种（见第二部分第七章）。

  • 流感流行季节避免去人多拥挤的地方，避免接触呼吸道感染的患者。

3. 重视家庭氧疗（见家庭氧疗章节）。

4. 坚持肺康复锻炼（见肺康复治疗章节）。

（二）COPD 患者怎样配合治疗

COPD 患者的治疗目标是消除症状，防止心、肺功能进一步恶化，提高患者的生活质量。医生应针对每一个患者的病情和具体情况（经济收入、受教育水平、依从性）制订综合治疗方案。患者也应该积极配合医生，争取能取得最满意的治疗效果。应教育 COPD 患者从以下几个方面配合治疗：

1. 正确理解病情，保持良好心态

中重度 COPD 对肺功能的损害通常是不可逆的，医生和患者都应实事求是地接受这个现实。但同时也要认识到，经过积极地治疗，通常能使临床症状明显改善，肺功能也能得到某些改善。因此，医生应给予患者希望，鼓励患者树立信心，使之坚信，经过积极努力，病情是能够得到改善的。这一点对于患者能否坚持配合正规治疗是非常重要的。

2. 怎样观察病情变化

(1) 咳嗽、咳痰的变化

咳嗽剧烈、次数频繁、痰量增多是 COPD 急性加重的表现。痰色由白变黄或痰液黏稠度增高说明可能合并感染。出现上述情况应及时就诊。反之，经过治疗后，咳嗽减轻、痰量减少，痰色由黄变白，痰的黏稠度变稀，是病情恢复的征象。

（2）喘息的变化

喘息往往随着咳嗽、咳痰的变化而变化。咳嗽、咳痰减轻时，喘息也有所缓解，如果咳嗽、咳痰减轻而喘息仍重，有可能合并其他原因，如心功能不全等，需及时就诊。

（3）心悸、水肿的变化

出现心悸、水肿意味着患者已发展至肺原性心脏病，并且出现了右心功能不全。水肿多从脚踝部开始，午后重，晨起轻，病情进展时，水肿渐向上发展，晨起时也有明显的水肿。有时伴有心悸，活动后加重。经合理治疗，水肿可逐渐消退，心悸减轻。病情恶化时，水肿可再度出现。反复数次后，水肿不易完全消退。心悸、水肿较前有加重时需及时就诊。

（4）其他征象

当有低氧血症和高碳酸血症时，患者往往出现一系列精神、神经症状，如记忆力减退、情绪不稳定、失眠、皮肤湿冷、多汗等，经过适当的治疗，症状可以减轻。出现上述症状要尽快就诊。

(三) 家庭中如何对 COPD 患者进行观察

中重度 COPD 患者由于心、肺功能不全，常可引起缺氧及二氧化碳潴留，如不迅速加以纠正，常会导致严重后果。因此，家庭成员熟识早期缺氧和二氧化碳潴留的各种表现是十分重要的。“一看、二听、三检查”是观察病情的好方法。

一看：

- 神志：表情淡漠、精神恍惚、反应迟钝、言语含糊不清、兴奋、烦躁、四肢不自主的抽动等常常是呼吸衰竭的表现。
- 皮肤颜色：皮肤、唇周出现青紫，说明缺氧；面色潮红、多汗，提示有二氧化碳潴留；皮肤苍白湿冷，则可能将要发生休克。
- 呼吸：呼吸急促，多表示缺氧或有肺部感染存在；呼吸不规则常要警惕演变为呼吸衰竭。
- 眼：球结膜充血、眼红，提示有二氧化碳潴留；球结膜水肿，多数有二氧化碳潴留。
- 食欲：患者不思饮食，往往是病情加重的征象。

二听：

- 听呼吸音，可辨别患者呼吸道内是否有痰堵、支气管痉挛。

三检查：

• 手心：患者手心微热，说明有二氧化碳潴留或肺部感染；手心冷而白，可能血压下降。

• 脉搏：脉搏细而无力，证明血压偏低，要防止发展成休克；脉搏不整齐，则说明出现了心律失常。

五、吸入药物的使用

COPD 患者的药物治疗，专科医生提倡用吸入法给药，因为这样起效快，全身不良反应小。社区医生应该了解吸入药物的正确使用方法。常用的吸入装置有：定量气雾器（MDI），干粉吸入剂（碟式准纳器、药粉吸入器）和吸气触发的定量吸入装置（都宝系列）等。吸入疗法的关键在于患者必须熟练地掌握吸入技术。社区医生要教会所管理的 COPD 患者正确使用吸入装置，并在随诊过程不断检查和更正患者的使用方法，确保患者正确掌握吸入技术。

1. 定量气雾器（MDI）的使用方法

手控式定量气雾器，是目前最常用的吸入装置，外形结构见下图。

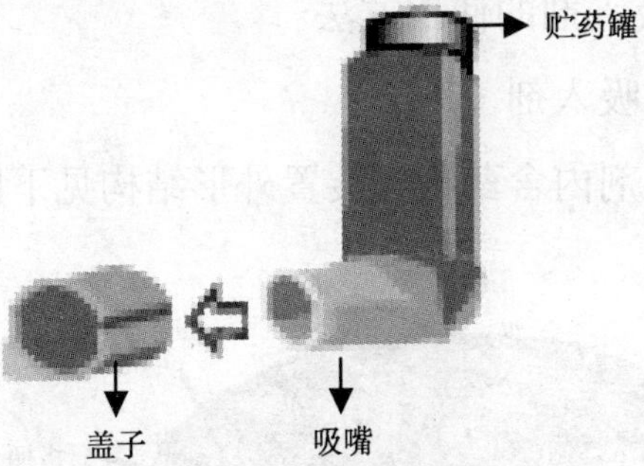

具体使用方法（见下图）：

① 使用前上下轻摇贮药罐使之混匀；

② 移去盖子；

③ 深呼气，尽可能呼出肺内空气；

④ 将吸嘴紧紧含在口中，并屏住呼吸；

⑤ 以示指和拇指紧按贮药罐，使药物释出，并同时做与喷药同步的缓慢深吸气，最好大于 5 秒钟；

⑥ 尽可能长时间地屏住呼吸，同时从嘴中取出装置，开始正常呼吸。

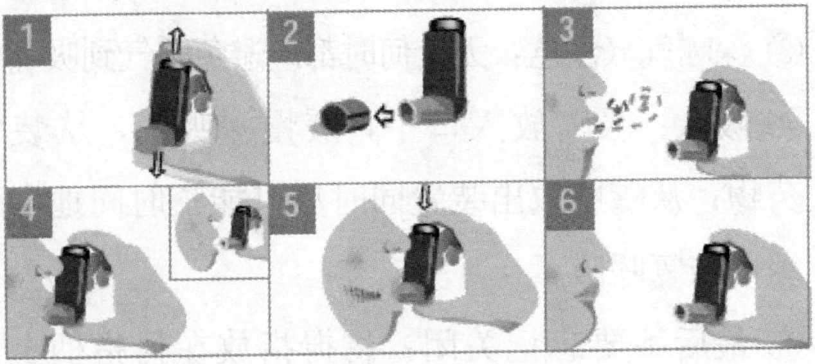

2. 干粉吸入剂的使用方法

（1）碟式吸入剂

碟式吸入剂内含药物，装置外形结构见下图。

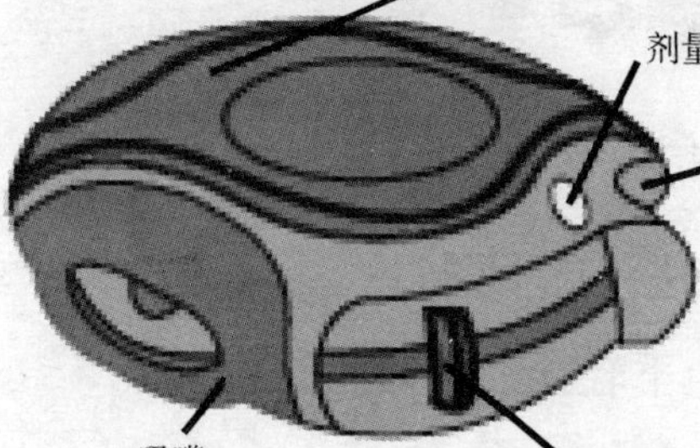

具体使用方法（见下图）：

① 打开：用一手握住外壳，大拇指放在拇指柄上，向外推动拇指直至完全打开；

② 推开：握住装置使吸嘴对着自己，向外推滑动杆，直至发出喀哒声（每次当滑动杆向后滑动时，即有一个剂量的药物备好以供吸入，在剂量指示窗口有相应显示。不要随意拨动滑动杆以免造成药物的浪费）；

③ 深呼气（注意：无论何时都应避免呼气到吸嘴中）；

④ 吸入：吸嘴放入口中，缓慢深吸气，从装置中吸入药物；从嘴中取出装置同时尽可能长时间地屏住呼吸，缓慢恢复呼吸；

⑤ 最后不要忘记关闭：将拇指放在拇指柄上，向

后拉直至发出喀哒声表明已关闭装置。

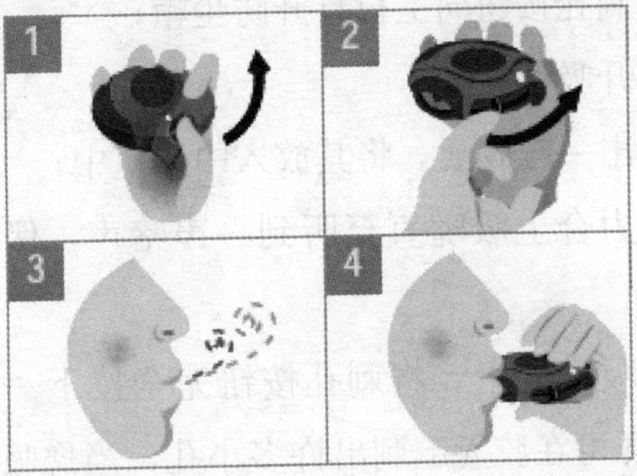

（2）药粉吸入器

药粉吸入器是另一种干粉吸入装置，特点是吸入装置和药物胶囊分离，吸入器可反复使用。药粉吸入器的结构见下图，包括：1）防尘帽，2）吸嘴，3）基托，4）底座，5）刺孔按钮，6）中央室，7）气腔。

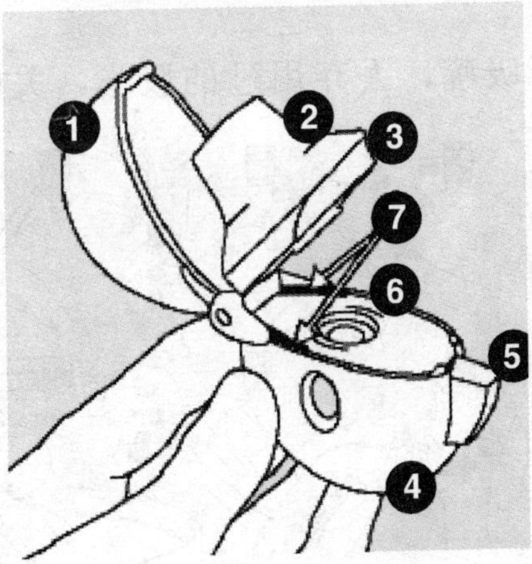

具体使用方法（见下图）：

① 按刺孔按钮向上拉打开防尘帽；

② 打开吸嘴；

③ 取出一粒胶囊，将其放入中央室中；

④ 用力合上吸嘴直至听到一声咯声，保持防尘帽敞开；

⑤ 使吸嘴向上，将刺孔按钮完全按下一次，然后松开，这样可在胶囊上刺出许多小孔，当您吸气时药物便可释放出来；

⑥ 深呼气（注意：无论何时都应避免呼气到吸嘴中），然后用嘴唇紧紧含住吸嘴，缓慢地深吸气，之后尽可能长时间地屏住呼吸，同时从嘴中取出装置，开始正常呼吸。重复该步骤一次，以保证胶囊中的药物完全吸出；

⑦ 打开吸嘴，丢弃用过的胶囊，关闭吸嘴和防

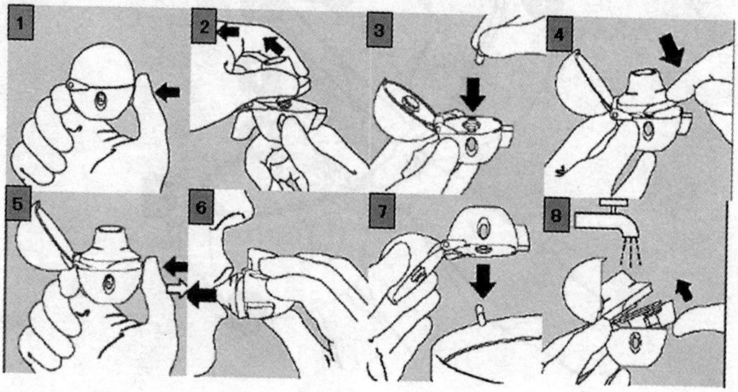

尘帽。

⑧ 每月清洁装置一次。

3. 都宝的使用方法

都宝是一种吸气触发的定量吸入装置，结构见下图所示。

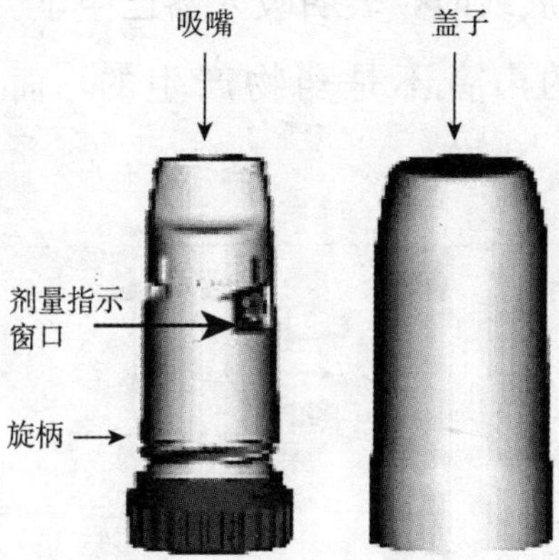

具体使用方法（见下图）：

① 旋松盖子并拔出（注意保持吸入器直立）；

② 把旋柄拧到底（你会听见喀哒一声），然后再回到原来位置（这样就往吸入器加入了一个剂量的药物）；

③ 深呼气（注意：无论何时都应避免呼气到吸嘴中）；

④ 把吸嘴放在上下牙齿之间，双唇包住吸嘴，用力深吸气（注意不要用力咬吸嘴）；

⑤ 将吸入器移开嘴部，然后呼气，完成一次吸入，盖上盖子。（由于药粉剂量很少，每次吸入患者可能感觉不到它，但只要按步骤操作就可吸入所需剂量。）

⑥ 如何知道吸入器已空了：当红色记号刚在指示窗口出现时，吸入器中还剩约 20 个剂量。当红色记号到达指示窗口底线时，表明吸入器已空了。注意摇动吸入器所听到的声音不是药物产生的，而是干燥剂产生的。

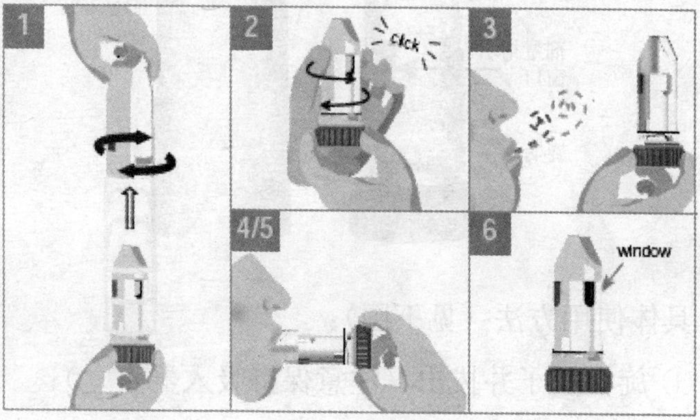

六、心理干预（具体见肺康复治疗章节）

七、营养干预（具体见肺康复治疗章节）

第五章 肺康复治疗

一、肺康复治疗概念

肺康复治疗是对慢性呼吸系统疾病患者的个体化综合康复计划。已有国内外大量研究证实，肺康复治疗能减轻 COPD 患者的临床症状、减少患者住院次数、改善患者的活动能力和社会适应能力、提高生活质量。所以在 COPD 的综合治疗方案中，肺康复治疗占重要地位。在社区医疗服务机构和家庭开展肺康复治疗能方便患者，提高患者依从性，在比医院治疗更经济实惠。

社区医生应对参加规范管理的 COPD 稳定期患者，尤其是有临床症状的患者进行肺康复治疗。可组织患者以小组形式集中康复，也可教患者在家中进行康复治疗。肺康复治疗主要包括体能锻炼、呼吸肌锻炼、营养支持、健康教育和心理干预等。

二、体能锻炼

坚持体能锻炼能提高 COPD 患者的活动耐受能力，提高肌肉强度，改善健康状况。患者可根据自身情况选择适合自己的锻炼方式和锻炼时间，量力而行，循序渐进，持之以恒。

1. 锻炼方式

向COPD稳定期和急性加重恢复期患者介绍体能锻炼操，见下文介绍。

(1) 上肢锻炼

A. 耸肩运动：双肩同时向上、向前、向下、向后运动肩部30秒至1分钟。

B. 右臂尽量上举过头顶，以肩关节为中心，前、下、后垂直旋转手臂30秒至1分钟，然后左臂重复。

C. 右臂保持平举姿势，水平旋转前臂30秒至1分钟，然后左臂重复。

D. 离墙一臂远，面朝墙直立，双臂平举，双手抵墙。缓慢屈曲前臂，身体前倾，尽量用鼻子触碰墙壁。重复10～15次。

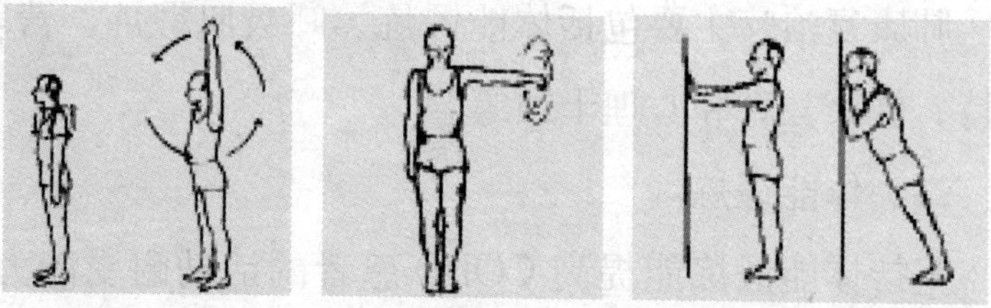

(2) 下肢锻炼

A. 上身直立端坐在椅子上，缓慢从椅子上站起。如此重复 5～10 次。

B. 上身直立端坐在椅子上，缓慢抬右腿至水平位，重复 5～10 次。左腿重复如此运动。

C. 手扶椅背，直立站立，踮脚站立维持 5～10 秒，如此重复 5～10 次。

D. 手扶椅背，直立站立，缓慢踏步 5～10 分钟。

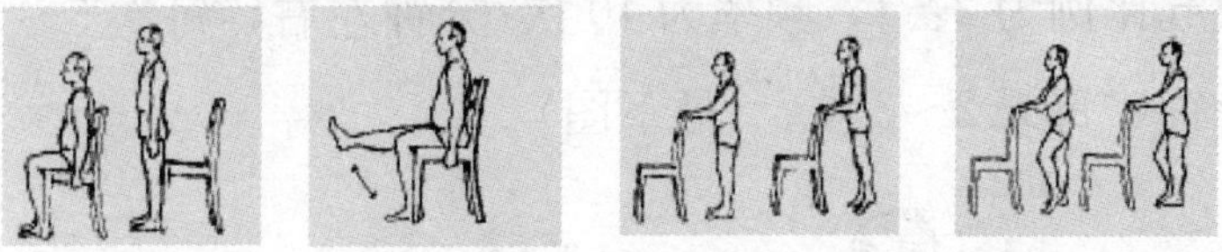

另外，慢跑、游泳、骑自行车、爬楼梯、散步、打太极拳等都是适合 COPD 患者的锻炼方式，患者可根据自己的身体状况和兴趣爱好选择。

2. 锻炼时间

患者根据自身情况，每次锻炼 20～60 分钟，每周 3～7 次，循序渐进。重要的是坚持。如运动中出现呼吸困难或其他不适，随时停止锻炼。

三、呼吸肌锻炼

COPD 患者的呼吸常表浅而短促，这种以胸式呼吸为主的浅呼吸既不能保证肺脏有效的通气量，又易引起呼吸肌的紧张，增加耗氧量，诱发呼吸肌疲劳。因此，呼吸肌锻炼的重点是训练运用膈肌做深缓呼吸，以提高潮气量，减少无效死腔，增加肺泡通气量，改善气体分布，降低呼吸功耗，缓解气促症状。

1. 腹式呼吸和缩唇呼吸

指导患者做腹式呼吸。患者站立或取坐位，一手放在胸前，一手放在腹部，吸气时由鼻吸入，尽力将腹部挺出，呼气时将腹部内收用口呼出，呈吹哨状。呼气和吸气比例为 2：1，频率为 10 次/分钟左右，每次 5～10 分钟，每天 2～3 次。（见下图）

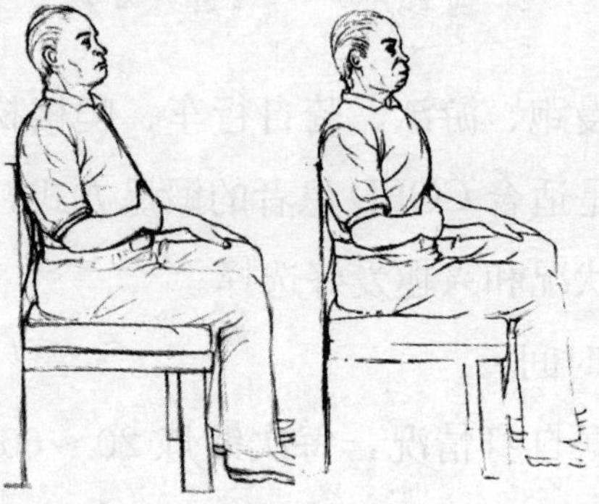

2. 阻力呼吸训练

指导患者进行吹气球锻炼。选择容量 800～1000ml 的气球，先深吸气，然后含住气球，尽力把肺内气体吹进气球内，直到吹不出气体为止。每次练习 3～5 分钟，每天3～4次。也可以用吹哨子代替。

四、营养支持

COPD患者的营养状况很重要，不论是超重还是低体重都是影响患者临床症状、劳动能力、预后等的不良因素。如果超重应减轻体重。由于COPD患者具有高消耗、低摄入、伴有低氧血症及高碳酸血症、呼吸肌疲劳等临床特点，营养不良更为常见，而营养不良也是健康状况恶化的一个独立预测因素。

1. 能量需求

COPD患者由于呼吸功耗增加，能量消耗相应增加，与同年龄相同活动量的正常居民相比，每日应增加10%左右的基础能量消耗。例如一个轻体力活动量的老年稳定期COPD患者，每日热量供应应为2300～2500kcal。

2. 营养素分配

营养组分中，碳水化合物的比例可影响机体二氧化碳的产生。保证COPD患者饮食中的蛋白质比例，适当增加脂肪比例，降低碳水化合物比例有助于减少二氧化碳产生和二氧化碳潴留，从而改善症状。推荐低容积、高能量的营养结构，建议营养素比例为：蛋白质∶脂肪∶碳水化合物＝20%∶20%～30%∶50～60%。此外，还必须注意电解质和微量元素的补充，特别是影响呼吸肌功能的电解质如磷、钾、镁等。

3. 食物种类的优化选择

由于COPD患者普遍存在食欲减退、厌食和恐惧进食的心理，所以营养物质摄入的减少成为患者营养不良的直接原因。食物搭配不当，不合理的营养要素比例也使食物营养物质未得到很好的吸收利用。营养干预中，保持食物种类的丰富多样对于增进患者食欲和平衡膳食都有益处。优化选择食物种类可提高营养成分的摄入效率，如多增加鱼、肉和新鲜水果、蔬菜等食物，保证优质蛋白和维生素的摄取，以利营养结构的平衡；适当饮水或果汁，有利于促进食物的消化与吸收等。

4. 形成良好的饮食习惯

进食前后患者应充分休息，避免劳累影响进食，鼓励规律饮食。由于COPD患者总能量消耗超过一般人群，故COPD合并营养不良的患者可采取少食多餐的方法以保证每天总热量摄入。患者进食时一次吞咽的食物体积不宜过大，因为小体积食物团块吞咽相对容易，这样更有利于肺部的通气和代谢，也避免了因过饱、嗳气引起呼吸困难。少食多餐，坚持控制饮食，吞咽小块食物，避免进食过快、过急等均是对COPD患者养成良好饮食习惯的要求。

五、健康教育（具体见健康教育章节）

六、心理干预

COPD患者的生活质量下降与呼吸困难等症状造成活动能力下降有关，同时也与各种情感障碍的发生有关。呼吸困难和病情急性加重常常导致患者焦虑，活动后气促常常导致患者主动放弃体力活动和参与社会活动，从而产生孤独感与压抑感。这些改变相互关联，形成一个复杂的恶性循环。因此，心理干预也是肺康复治疗的重要组成部分。

对于参加规范的COPD患者，社区医生要进行最基本的心理健康指导：

1. 每年进行情感状态评估，及时发现患者的心理问题。如有异常者（如抑郁状态等）转上级医院诊治。
2. 告诉患者COPD是可防可治的疾病，增强患者的信心，使患者解除压抑、焦虑、烦躁等心理障碍。
3. 向患者介绍维护心理健康的一些方法：
   - 在身体状况许可的情况下多参与社交活动。
   - 恰当处理家庭成员和同事的关系，以得到家庭和社会的理解和支持。

- 保持乐观情绪，寻找生活乐趣。
- 学会通过各种途径把坏情绪释放出来，保持好心情。

4. 有条件的社区可组织成立 COPD 患者小组或俱乐部，增加患者与医生以及患者之间的沟通，帮助患者树立信心。

第六章　家庭氧疗

合并慢性呼吸衰竭的COPD患者建议长期家庭氧疗。社区医生在上级医院医生协助下帮助有条件的患者实施家庭氧疗。

一、缺氧的临床表现

1. 呼吸次数增多，呼吸困难，胸闷，憋气，口唇、甲床紫绀。
2. 心跳加快。
3. 由于无氧酵解加强，体内乳酸水平升高，常有乏力、易疲劳感。
4. 注意力不集中，判断力、记忆力下降。
5. 夜间睡眠障碍，睡眠质量下降，白天嗜睡，头晕、头痛。

有上述临床症状和体征的COPD患者要去上级医院行血气分析检查，确定是否合并慢性呼吸衰竭。

二、长期氧疗有哪些益处

氧疗主要效果包括：

1. 减轻低氧血症：当 PaO_2 达到 60mmHg 以上，SaO_2 达 85％～90％时，基本上可以满足组织代谢的需要。

2. 缓解低氧引起的肺动脉高压，减轻红细胞增多症，降低血液黏稠度，减轻右心室负担，延缓肺心病的发生发展。

3. 缓解支气管痉挛，减轻呼吸困难，改善通气功能障碍。

4. 改善患者体质，改善睡眠和大脑功能，提高运动耐力和生活质量。

5. 改善患者预后，延长生命。

6. 减少住院次数，节约医疗费用。

三、家庭长期氧疗实施办法

1. 患者必须经过上级医院相关医生检查，确定符合长期家庭氧疗标准者方可进行。

2. 氧源：可用压缩氧气钢瓶，最好用家庭制氧机。

3. 患者可通过鼻导管或面罩吸氧，氧疗时通过调整流量使氧疗后动脉血 PaO_2 达到 60～65mmHg 范围内，不宜过低或过高。用鼻导管吸氧，流量 1.5～2.5 升/分，可使 $PaO_2>$ 60mmHg。每天应保证氧疗时间在 15 小时以上，夜间供氧尤为重要。

4. 开始氧疗一周后应到呼吸科门诊复查血气，了解氧疗效果，了解是否存在其他问题。之后每月应复诊一次，复查氧疗效果及了解存在问题，以便及时修正。

5. 停止氧疗指标：经过适当药物治疗，在静息状态下呼吸室内空气，PaO_2＞60mmHg可考虑停止氧疗。

四、家庭氧疗注意事项

1. 患者及家属必须熟悉制氧机的正确用法，发现故障及时与厂家取得联系，进行检修，以保证氧疗的连续性。

2. 吸氧浓度不宜＞30％，因为吸氧浓度过高会发生氧中毒，而且可能诱发二氧化碳潴留。

3. 氧是一种助燃气体，所以氧疗时应特别注意防火，氧疗时不能在室内吸烟，居住平房的人冬天氧疗时不能让氧气钢瓶或制氧机靠近炉火。

4. 吸入的氧气最好经过湿化（湿度60％以上）和加温（37℃左右），以保护上呼吸道黏膜，防止气道分泌物干结。具体方法：可在氧气瓶（制氧机）与鼻导管（面罩）之间加一个湿化瓶，湿化瓶内盛有适量的洁净水，并定期更换。

第七章　社区 COPD 的药物治疗

COPD 的药物治疗目的是控制症状、减少急性加重、改善活动能力。目前主要根据 COPD 的分类、分级选择药物治疗方案。社区医生要简单了解国际通用的 COPD 分级综合治疗方案（见表 4），工作中遵循社区 COPD 药物治疗总原则。

表 4　COPD 稳定期的分级综合治疗

级别	Ⅰ级（轻度）	Ⅱ级（中度）	Ⅲ级（重度）	Ⅳ级（非常严重）
分级标准	FEV1/FVC<70%			
	FEV1≥80%预计值	50%≤FEV1<80%预计值	30%≤FEV1<50%预计值	FEV1<30%预计值或FEV1<50%预计值并伴有慢性呼吸衰竭
治疗	避免危险因素，流感疫苗接种 按需使用短效支气管扩张剂			
		规律使用一种或数种支气管扩张剂治疗，肺康复治疗		
			如反复急性加重，规律加用糖皮质激素吸入剂	
				呼吸衰竭者长期氧疗，考虑手术治疗

社区 COPD 药物治疗的总原则：

- 遵循上级医院的医嘱，督促患者坚持用药，无特殊情况（如出现药物不良反应）不随便停药。
- 个体化用药，注意观察药物疗效和不良反应。药物相关的药理作用等详细资料请查阅相关专业书籍。
- 可根据患者症状变化和出现药物不良反应的情况，在上级医院医嘱基础上适当调整用药。如调整后症状无改善，建议并协助患者转诊到上级医院。
- 督促患者进行疫苗接种。

一、支气管扩张剂

各种支气管扩张剂对 COPD 具有重要作用，可以不同程度地缓解症状，改善活动能力。目前用于治疗 COPD 的常用支气管扩张剂主要有三类：抗胆碱能药物、β_2 受体激动剂、甲基黄嘌呤类。目前提倡用吸入法用药（吸入疗法的关键在于患者必须熟练掌握吸入技术，具体见健康教育章节）。前两种可以通过吸入方式用药，药物的选择、是否联合用药取决于患者的症状、疾病的严重程度、对药物的反应和不良反应的发生以及患者经济状况等。

1. 抗胆碱能药物

首选药物：溴化异丙托品气雾剂，每次 2 喷，每天 3～4 次，急性加重期可适当加量，每天最大不超过 12 喷。

其他药物：噻托溴铵吸入剂。

不良反应及注意事项：最常见为口干，一般不需要停药，随着治疗的继续，口干症状会逐渐消失。其他少见的不良反应有尿潴留、便秘、眼部调节障碍等。有闭角型青光眼或严重前列腺增生的患者慎用。

2. 短效 β_2 受体激动剂

首选药物：沙丁胺醇气雾剂，按需使用，缓解症状。每次 1～2 喷，必要时可间隔 4～8 小时吸入 1 次，每日不超过 8～12 喷。

其他药物：特布他林（间羟舒喘宁）气雾剂或口服制剂。

不良反应及注意事项：常见骨骼肌震颤、心悸、头痛等。

3. 长效 β_2 受体激动剂

首选药物：福莫特罗吸入制剂，4.5μg/次，每日 2 次。

其他药物：沙美特罗吸入制剂、丙卡特罗、班布特罗等。

不良反应及注意事项：同短效 β_2 受体激动剂。

4. 甲基黄嘌呤类（茶碱类）

首选药物：茶碱缓释剂，0.1g～0.2g，2 次/日。

其他药物：氨茶碱片。

不良反应：恶心、呕吐、腹泻、头痛、兴奋、肌肉震颤、心悸等，多与剂量过大有关。

注意事项：血中茶碱浓度受很多因素影响。吸烟、饮酒、抗惊厥药物、利福平等可使血中茶碱浓度降低。相反，老年人、心功能不全、肝硬化、酸中毒、低氧血症、应用西咪替丁、红霉素、喹诺酮类药物、口服避孕药等会提高茶碱血药浓度。所以上述情况下应在医生指导下及时调整剂量，必要时测定血药浓度。

二、糖皮质激素

COPD 患者应用糖皮质激素请遵循上级医院医嘱，推荐使用吸入制剂，密切注意可能发生的各种不良反应。

常用吸入糖皮质激素有丙酸倍氯米松、丙酸氟替卡松、布地奈德等。告诉患者吸入糖皮质激素全身不良反应少，是很安全的。常见不良反应为口腔和咽部白色念珠菌感染，吸入药物后及时漱口可预防感染的发生，如发生感染无需停药，局部用抗真菌药物可治疗白色念珠菌感染。

长期口服糖皮质激素目前仍有争议。口服激素的不良反应有：肥胖、肌无力、高血压、糖尿病、骨质疏松、消化道出血、皮肤变薄、心理障碍、感染等。

三、混合制剂

1. 抗胆碱能药物和 β_2 受体激动剂混合制剂：二者合用比单一制剂作用更强。

药物：沙丁胺醇/溴化异丙托品气雾剂：每次 2 喷，每日 4 次。

2. 长效 β_2 受体激动剂和糖皮质激素混合制剂：

药物：沙美特罗/氟替卡松，福莫特罗/布地奈德等。

四、抗生素

呼吸道感染是 COPD 急性加重的常见原因。

COPD 急性加重中，重症患者应及时转诊上级医院急诊就诊，上级医院医生根据临床症状和检查判断是否需用抗生素，如需应用，有条件者行痰培养及药物敏感实验后选择适当的抗生素。病情稳定转回社区者，如需继续使用抗生素，延用上级医院方案。

社区医生对于 COPD 急性加重轻症患者，经临床判断有感染存在（如患者出现发热、黄脓痰，白细胞升高等），可选择口服抗生素治疗，密切观察病情变化。3天后如症状无好转，应转诊上级医院门诊；如症状好转，抗生素疗程7～10天。

抗菌药物建议：1. 氟喹诺酮类；2. 青霉素类或二代头孢＋红霉素类。

五、疫苗接种

疫苗接种能减少COPD患者的急性加重次数，降低死亡率。社区医生应督促COPD患者定期接种疫苗。

每年一次（秋季）或两次（秋、冬季）注射流感疫苗。

65岁以上的COPD患者，或者65岁以下但FEV1＜40％的COPD患者，应注射23价肺炎球菌多糖疫苗（65岁以上既往注射肺炎球菌疫苗已超过5年者需补种一次）。

COPD患者也可选择每年夏秋交替时服用一疗程口服疫苗（细菌提取物）。

六、其他

由于COPD患者常有痰液黏稠，可使用祛痰剂缓解患者症状。药物包括羧甲司坦、溴己新、氨溴索、氯化铵及中药（祛痰灵、痰咳净）等。

第八章　双向转诊

社区医院应积极主动地与所在区域的上级医院建立畅通、互利的双向转诊渠道和机制，以使有转诊需要的患者及时得到应有的专科医疗服务，避免延误病情；同时使经上级医院治疗好转的患者能够顺利转回社区医院，从而减轻患者的就医负担。

一、转诊原则

1. 确保患者的安全和有效治疗。
2. 尽量减轻患者的经济负担。
3. 最大限度地发挥社区医生和专科医生各自的优势和协同作用。

二、转出（社区卫生服务机构转向上级医院）

本规范中，转诊主要是涉及COPD诊断、危重患者以及中重度急性加重患者处理等情况。社区医生要按照本规范要求给患者提出转诊建议，并协助患者转诊。转诊后社区医生要在规定时间内对患者进行随访，询问其在上级医院的就诊情况，根据上级医院医嘱调整治疗，对于筛查发现并在上级医院明确诊断的COPD患者及时纳入病例管理。

三、转入（上级医院转向社区卫生服务机构）

上级医院应将同时符合下列情况的患者转回社区医院，由社区医生对患者进行长期监测、随访和管理，以便减轻患者就医的各种花费和负担。

1. 诊断明确。

2. 治疗方案确定。

3. 临床情况已控制稳定。

患者转回社区医院的同时，上级医院医生应主动与社区医生联系，告知患者的诊治情况并交代注意事项。

附件　社区 COPD 病例管理相关记录表

表 1　社区 COPD 筛查表

姓名	性别	编号	时间
问题	选择		积分
年龄	40~49 岁	□	0
	50~59 岁	□	4
	60~69 岁	□	8
	≥70 岁	□	10
吸烟总量 （如已戒烟，请回答过去吸烟情况） 盒·年＝ 每天吸烟支数÷20×吸烟年数	不吸烟	□	0
	0~14 盒·年	□	1
	15~24 盒·年	□	2
	25~49 盒·年	□	3
	≥50 盒·年	□	7
您的体重指数(BMI)是多少？ （BMI＝体重÷身高^2） 体重单位为公斤，身高单位为米	BMI <25.4	□	5
	BMI 25.4~29.7	□	1
	BMI >29.7	□	0
天气变化时您经常咳嗽吗？	是	□	3
	否	□	0
您不感冒时是否也经常有痰？	是	□	3
	否	□	0
您早上起床时常会有咳痰吗？	有	□	3
	无	□	0
您经常喘憋吗？	是	□	4
	否	□	0
您有过敏史吗？	有	□	0
	无	□	3
冬季室内煤火取暖时间（年）	______年		不记分
工作中接触粉尘/刺激性气体吗？	有	______年	
家庭成员吸烟	有	□	
是否常有呼吸道感染病史？	有	□	
是否从事家庭烹饪	是	□	
总积分			

填表医生：________

按照居民个人健康档案和COPD病例管理的要求，COPD患者在管理过程中应填写如下表格。其序号与《社区居民健康档案》中所列序号一致。

姓名：　　　　　　　　　　　　　　　　　编号□□-□□□□□□

表2　个人一般情况表

<table>
<tr><td colspan="2">姓　名</td><td></td><td>性　别</td><td>1男2女　□</td><td>出生日期</td><td colspan="2">□□□□□□□□</td></tr>
<tr><td colspan="2">身份证号</td><td colspan="2"></td><td>工作单位</td><td colspan="3"></td></tr>
<tr><td colspan="2">家庭电话</td><td></td><td>联系人姓名</td><td></td><td>联系人电话</td><td colspan="2"></td></tr>
<tr><td colspan="2">常住类型</td><td colspan="2">1户籍　2非户籍　□</td><td>民　族</td><td colspan="3">1汉族　2少数民族______　□</td></tr>
<tr><td colspan="2">血　型</td><td colspan="6">1A型　2B型　3O型　4AB型 / Rh 阴性：1否　2是　□/□</td></tr>
<tr><td colspan="2">文化程度</td><td colspan="6">1文盲及半文盲　2小学　3初中　4高中　5中专　6大专及以上　7不详　□</td></tr>
<tr><td colspan="2">职　业</td><td colspan="6">1工人　2离退休者　3专业技术人员　4行政管理者　5办事人员　□
6军人　7企业家　8 商业服务业员工　9学　生　10其他______</td></tr>
<tr><td colspan="2">婚姻状况</td><td colspan="6">1已婚　2未婚　3离婚　4丧偶　5分居　□</td></tr>
<tr><td colspan="2">医疗费用
支付方式</td><td colspan="6">1全公费　2部分公费　3城镇职工医疗保险　4 城镇居民医疗保险　□/□/□
5商业医疗保险　6 新型农村合作医疗　7贫困救助　8全自费　9其他______</td></tr>
<tr><td colspan="2">药物过敏史</td><td colspan="6">1无　有：2青霉素　3磺胺　4链霉素　5其他______　□/□/□/□</td></tr>
<tr><td colspan="2">暴 露 史</td><td colspan="6">1无　有：2化学品　3毒物　4射线　□</td></tr>
<tr><td rowspan="4">既
往
史</td><td>疾病</td><td colspan="6">1高血压　2糖尿病　3冠心病　4恶性肿瘤　5脑卒中　6 COPD　7结核病
8精神分裂症　9肝炎　10其他______
□确诊时间　年　月/□确诊时间　年　月/□确诊时间　年　月
□确诊时间　年　月/□确诊时间　年　月/□确诊时间　年　月</td></tr>
<tr><td>手术</td><td colspan="6">1无　2有：名称1______时间______/名称2______时间______　□</td></tr>
<tr><td>外伤</td><td colspan="6">1无　2有：名称1______时间______/名称2______时间______　□</td></tr>
<tr><td>输血</td><td colspan="6">1无　2有：原因1______时间______/原因2______时间______　□</td></tr>
<tr><td colspan="2" rowspan="3">家 族 史</td><td>父　亲</td><td colspan="2">□/□/□/□/□/□</td><td>母　亲</td><td colspan="2">□/□/□/□/□/□</td></tr>
<tr><td>兄弟姐妹</td><td colspan="2">□/□/□/□/□/□</td><td>子　女</td><td colspan="2">□/□/□/□/□/□</td></tr>
<tr><td colspan="6">1高血压　2糖尿病　3冠心病　4恶性肿瘤　5过敏症　6精神分裂症
7结核病　8肝　炎　9脑卒中　10先天畸形　11其他______</td></tr>
<tr><td colspan="2">遗传病史</td><td colspan="6">1无　2有：疾病名称______　□</td></tr>
<tr><td colspan="2">有无残疾</td><td colspan="6">1 无残疾　2 听力残疾　3 言语残疾　4 肢体残疾　□/□/□/□/□/□
5 智力残疾　6 视力残疾　7 精神残疾　残疾证号______</td></tr>
</table>

注：同《社区居民健康档案》表1

填表说明

1. 性别：如果两性畸形，选择显性的那个性别。

2. 出生日期：根据居民身份证的出生日期填写。按照年（4位）、月（2位）、日（2位）顺序填写，如19490101。

3. 身份证号：需如实、完整填写。

4. 工作单位：应填写目前所在工作单位的全称。离退休者填写最后工作单位的全称；下岗待业或无工作经历者须具体注明。

5. 家庭电话：填写家庭固定电话。

6. 联系人姓名：指紧急情况联系人。这里要求填写与建档对象关系紧密的亲友姓名，该联系人应为当遇特殊情况或紧急情况无法与建档对象直接沟通而急需建档对象亲友提供帮助时，确实可以取得联系并能提供帮助的人。

7. 联系人电话：填写确实能够及时、有效取得联系的电话号码。

8. 常住类型：常住人口指在本社区居住生活半年以上者。

9. 民族：少数民族应填写全称，如彝族、回族等。

10. 血型：在前一个"□"内填写与ABO血型对应编号的数字；在后一个"□"内填写是否为"RH阴性"。

11. 文化程度：填写内容包括"文盲/半文盲/小学/初中/高中/中专/大专及以上/不详"。

文化程度——指截至建档时间止，本人接受国内外教育所取得的最高学历或现有水平所相当的学历（参见GB-4658-84）。其中：

（1）文盲或半文盲：不识字或识字不足1500个，不能阅读通俗书报，不能写便条者。

（2）小学：小学毕业、肄业及在校学生，还包括未上小学，但识字 1500 个以上，能阅读通俗书报，能写便条，达到扫盲标准者。

（3）初中：初中毕业、肄业及在校学生，技工学校相当于初中者填初中。

（4）高中：普通高中毕业、肄业及在校学生。

（5）中专：职业高中毕业、肄业及在校学生，技工学校相当于高中者填中专。

（6）大专及以上：专科学生或相当于专科的电视大学、厂办大学等学校毕业或肄业及在校学生；大学本科、硕士、博士研究生毕业、肄业及在校学生。

12. 职业：

（1）工人：指在第二产业（制造业、建筑业等）中从事体力、半体力劳动的生产工人及相关人员。

（2）离退休人员：指已经离休或退休的干部、职工，依靠领取退休金生活的人员。

（3）专业技术人员：指专门从事各种专业性工作和科学技术工作的人员。

（4）行政管理人员：指在党政机关、企事业单位具有行政管理职权的领导干部，一般包括各类机构的中层及以上管理干部。

（5）办事人员：指协助部门负责人处理日常行政事务的专职办公人员，包括科级以下公务员、企事业单位的一般管理人员和非专业性办事人员等。

（6）军人：指现役军人。

（7）企业家：指大中型企业高层管理人员和拥有一定数量的私人资本或固定资产并进行投资以获取利润的私营企业主（一般包括所有雇工在 8 人以上的私营企业的业主）。

（8）商业服务业员工：指在商业或服务行业中从事非专业性的、非体力的或体力劳动的人员。

(9) 学生：指在校的大、中、小学学生。

(10) 其他：指未归入上述职业类别者。

13. 婚姻：

(1) 已婚：指在婚者，包括曾离婚或丧偶现已再婚的人。

(2) 未婚：指建档之前从未结过婚的人。

(3) 离婚：指建档时已与配偶解除婚姻关系，且未再婚的人。

(4) 丧偶：指配偶去世未再婚的人。

(5) 分居：指虽未与配偶解除婚姻关系，但已分居且无夫妻生活者。

14. 医疗费用支付方式：填写内容包括“全公费/部分公费/城镇职工医疗保险/城镇居民医疗保险/商业医疗保险/新型农村合作医疗/贫困救助/全自费/其他”等，可以多选。

15. 药物过敏史：药物过敏主要指青霉素、磺胺或者链霉素过敏，如有其他药物过敏，请在其他栏中写明名称。项目可以多选。

16. 暴露史：指化学品、毒物或射线接触史，如有，需填写具体化学品、毒物、射线名或填不详。

17. 既往史：包括疾病史、手术史、外伤史和输血史。

(1) 疾病史：填写现在和过去曾经患过的某种疾病，包括建档时还未治愈的慢性疾病或某些反复发作的疾病，疾病名称按照“《社区居民健康档案》附件二社区常见疾病编码”统一编码，并写明所患疾病的确诊时间。对于经医疗单位明确诊断的疾病都应以一级及以上级别医院的正式诊断为依据，有病史卡的以卡上的疾病名称为准，没有病史卡的应有证据证明是经过医院明确诊断的。疾病史可以多选。

(2) 手术史：填写曾经接受过的手术治疗，如有，应填写具体手术名称和手术时间。

(3) 外伤史：填写曾经发生的后果比较严重的外伤经历，

包括扭伤、挫伤、撞击伤等。如有，应填写具体外伤名称和发生时间。

（4）输血史：填写曾经接受过的输血，如有，应填写具体输血原因和发生时间。

18. 家族史：指直系亲属（兄弟姐妹、父母、祖/外祖父母）中是否患过所列出的具有遗传性或遗传倾向的疾病或症状。有则选择具体病名，没有列出的请在其他一栏中写明。并将不同辈分所患疾病填写在相应辈分的后面。家族史可以多选。

19. 遗传病史：如有，请写明疾病名称。

20. 有无残疾：项目可以多选，并在“□”内填写残疾类型编号对应的数字。如有民政部门核发的残疾证，请填写残疾证编号。

姓名：　　　　　　　　　　　　　　　　　　编号□□-□□□□□

表3　COPD患者年检表（　年度）

表3.1　健康检查表

年检日期			责任医生		
内容	检查项目				
症状	1头痛 2头晕 3心悸 4胸闷 5胸痛 6慢性咳嗽 7咳痰 8呼吸困难 9多饮 10多尿 11体重下降 12乏力 13关节肿痛 14视物模糊 15手脚麻木 16消瘦 17尿痛 18便秘 19腹泻 20恶心呕吐 21眼花 22耳鸣 23其他 ______ □/□/□/□/□/□/□/□				
一般状况	体温	℃	脉搏		次/分
	呼吸	次/分	血压	左侧	/ mmHg
				右侧	/ mmHg
	身高	cm	体重		kg
	腰围	cm	BMI		kg/m²
	老年人认知功能	1粗筛阴性　2粗筛阳性　□/□ 3简易智力状态检查量表，总分 ______			
	老年人情感状态	1粗筛阴性　2粗筛阳性　□/□ 3老年人抑郁评分检查，总分 ______			
	生活质量	SF36评分 ______			
脏器功能	视力	左眼 ______ 右眼 ______ （矫正视力：左眼 ______ 右眼 ______）			
	听力	1听见　2听不清或无法听见（耳鼻喉科专科就诊）　□			
	运动功能	1可顺利完成 2无法独立完成其中任何一个动作(上级医院就诊)　□			
查体	皮肤、巩膜	1正常 2黄染 3苍白　□			
	淋巴结	1未触及　2锁骨上　3腋窝　4其他 ______　□			
	肺	桶状胸：1否　2是　□ 呼吸音：1正常　2异常 ______　□ 啰　音：1干啰音　2湿啰音 ______　□			
	心脏	心率 ______ 次/分　心律：1齐　2不齐　3绝对不齐　□ 杂音：1无　2有 ______　□			
	腹部	压痛：1无　2有 ______　□ 包块：1无　2有 ______　□ 肝大：1无　2有 ______　□ 脾大：1无　2有 ______　□ 移动性浊音：1无　2有 ______　□			
	下肢水肿	1无　2单侧　3双侧不对称　4双侧对称　□			
	肛门指诊	1正常　2触痛　3包块　4其他 ______　□ 前列腺：1正常　2异常 ______　□			
	其他				

续表

一般人群检查辅助检查	血常规	Hb ________g/L　WBC________/L　PLT__________/L　其他______	
	尿常规	尿蛋白______　尿糖______　尿酮体______　尿潜血______　其他______	
	大便潜血	1 阴性　2 阳性（见大肠癌筛查）	□
	肝功能	ALT ________U/L,　AST________U/L,　ALB________g/L， TBIL________μmol/L，　DBIL________μmol/L	
	肾功能	Scr________μmol/L,　BUN________mmol/L	
	血　脂 mmol/L	CHO________, TG________, LDL–C________，HDL–C________	
	空腹血糖	________mmol/L　｜ HBsAg ｜ 1 阴性 2 阳性	□
	眼　底	1 正常　2 异常________________	□
	心电图	1 正常　2 异常________________	□
	胸　片	1 正常　2 异常________________	□
	其　他		

特殊人群检查	糖尿病	足背动脉搏动	1 有　　2 无	□
		糖化血红蛋白	________%　｜ 空腹血糖 ｜ ________mmol/L	
	高血压	血 生 化	K^+________　Na^+________	
	COPD 症状	咳　嗽	0 分：无咳嗽 1 分：轻度（间断咳嗽，不影响正常工作和生活） 2 分：中度（介于轻度与重度之间） 3 分：重度（昼夜频繁咳嗽或连续咳嗽，影响工作和睡眠）	□
		咯　痰	0 分：无痰 1 分：少（昼夜咳痰量 < 10ml） 2 分：中（昼夜咳痰量 10 ~ 50ml） 3 分：多（昼夜咳痰量 > 50ml）	□
		呼吸困难	0 分：剧烈运动（如跑步）时感气短 1 分：快步走或上楼时感气短 2 分：平地正常速度行走 100 米感气短 3 分：日常活动（如穿衣、起床）感气短 4 分：静息状态下感气短	□
	COPD 查体	口唇紫绀	1 无　　2 有	□
		颈 静 脉	1 正常　　2 怒张	□
		哮 鸣 音	0 分：无哮鸣音 1 分：少（偶闻或仅在咳嗽、深呼吸时可闻少量哮鸣音） 2 分：中（双肺可闻散在哮鸣音） 3 分：多（双肺满布哮鸣音）	□
	COPD 其他	6 分钟步行距离	________米（稳定期患者）	
		血氧饱和度*	SaO_2 ________%	
		肺功能*	FEV1/FVC ________%，FEV1 ________%	
		COPD 患者生活质量	SCRQ 评分________	

* 不是必须填写项目，如果患者有本年度上级医院检查结果请填写。

注：同《社区居民健康档案》表 3.1.1

姓名：　　　　　　　　　　　　　　　　　　　　　　　　编号□□-□□□□□

表 3.2　生活方式及疾病用药情况表

年检日期		**责任医生**		
内容	**检 查 项 目**			
生活行为习惯	体育锻炼	锻炼频率	1 每天　2 每周一次以上　3 偶尔　4 不锻炼	□
		每次锻炼时间	分钟　坚持锻炼时间　　年	
		锻炼方式		
	饮食习惯	1 荤素均衡　2 荤食为主　3 素食为主　4 嗜盐　5 嗜油　6 嗜糖		□/□/□/□
	吸 烟 史	是否吸烟	1 从不吸烟　2 过去吸，已戒烟　3 吸烟	□
		开始吸烟时间	______岁　戒烟时间　______岁	
		吸烟量	平均每天吸烟 ____ 支	
	饮 酒 史	饮酒频率	1 从不　2 偶尔　3 经常　4 每天	□
		是否戒酒	1 未戒酒　2 已戒酒，戒酒时间______岁	□
		开始饮酒时间	______岁　是否醉酒　1 否　2 是	□
		饮酒量	平均每次饮酒 ____ 两	
		主要饮酒品种	1 白酒　2 啤酒　3 红酒　4 黄酒	□/□
	生活方式	心理状况	1 紧张　2 抑郁　3 焦虑　4 其他______	□/□/□
		遵医行为	1 良好　2 一般　3 差	□
		职业暴露史	1 无 2 有（具体职业______，从业时间____年）	□
			接触毒物种类　1 化学品____　2 毒物____　3 射线____	□
			有无防护措施　1 无　2 有______	□
		居住环境	家中煤火取暖　1 否　2 是 已有____年	□
			家庭成员吸烟　1 否　2 是	□
			长期居住地　1 城市　2 农村	□

续表

内容	检查项目				
现存健康问题	脑血管疾病	1缺血性卒中 2脑出血 3蛛网膜下腔出血 4短暂性脑缺血发作 5其他________			□/□/□/□/□
	肾脏疾病	1糖尿病肾病 2肾衰竭 3急性肾炎 4慢性肾炎 5其他________			□/□/□/□/□
	心脏疾病	1心肌梗死 2心绞痛 3冠状动脉血运重建 4充血性心力衰竭 5心前区疼痛 6其他________			□/□/□/□/□
	血管疾病	1夹层动脉瘤 2动脉闭塞性疾病 3其他________			□/□/□
	眼部疾病	1视网膜出血或渗出 2视乳头水肿 3白内障 4其他____			□/□/□
	神经系统	1无 2有 ________________			□
	其他疾病	1________ 2________ 3________			
住院治疗情况	住院史	**入/出院时间**	**原因***	**医疗机构名称**	**病案号**
		/			
		/			
		/			
		/			
	家庭病床史	**建/撤床时间**	**原因***	**医疗机构名称**	**病案号**
		/			
		/			
		/			
		/			
用药情况	服药依从性：1规律服药 2间断服药 3不服药				□
	药物1	用法 每次（剂量） 每天____次			
	药物2	用法 每次（剂量） 每天____次			
	药物3	用法 每次（剂量） 每天____次			
	药物4	用法 每次（剂量） 每天____次			
	药物5：胰岛素	用法			
吸氧	平均每日________小时				
非免疫规划预防接种史	流感疫苗	1未接种 2一次 3二次			□
	肺炎球菌疫苗	1从未接种 2近五年内接种 3五年前接种			□
	其他疫苗名称1				
	其他疫苗名称2				

* 如因慢性病急性发作或加重而住院/家庭病床，请特别说明

注：同《社区居民健康档案》表3.1.2

姓名：　　　　　　　　　　　　　　　　　　　　　　编号□□-□□□□□

表 3.3　健康评价表

<table>
<tr><td colspan="2">年检日期</td><td></td><td>责任医生　　</td></tr>
<tr><td>内容</td><td colspan="3">检 查 项 目</td></tr>
<tr><td rowspan="8">健康评价</td><td colspan="2">居民自我评判健康状况</td><td>______分（0~10分，0为最差，10为最好）</td></tr>
<tr><td colspan="2">既往慢性疾病控制情况</td><td>1无　2良好　3一般　4差　□</td></tr>
<tr><td colspan="2">医生评判健康状况</td><td>处理（观察　随访　转诊）</td></tr>
<tr><td>生理状态</td><td>1年检无异常　□
2有异常
异常1 ______
异常2 ______
异常3 ______
异常4 ______</td><td></td></tr>
<tr><td>心理状态</td><td>1良好　□
2可疑抑郁
3抑郁</td><td></td></tr>
<tr><td rowspan="2">危险因素</td><td rowspan="2">□/□/□/□
1无
2吸烟
3饮酒
4肥胖
5其他______</td><td>健康教育处方</td></tr>
<tr><td>定期随访：　□
1无需　2每两年　3每年　4每3个月
危险因素控制：　□/□/□/□/□/□
1戒烟　2健康饮酒　3饮食　4锻炼
5减体重（目标______）
6流感疫苗接种　7肺炎疫苗接种
8其他______</td></tr>
<tr><td>生活质量</td><td colspan="2">评分______</td></tr>
</table>

注：同《社区居民健康档案》表 3.1.3

姓名：　　　　　　　　　　　　编号□□-□□□□□

表 3.4　现有疾病管理效果及下次年检目标表

年检日期		责任医生	
内　容		检　查　项　目	
现有疾病管理效果	高血压 □	1 控制满意 2 控制不满意 3 药物不良反应　4 并存临床症状	
	糖尿病 □	1 控制满意 2 控制不满意 3 药物不良反应　4 并存临床症状	
	COPD □	1 控制满意 2 控制不满意 3 药物不良反应　4 并存临床症状	
	脑卒中 □	1 控制满意 2 控制不满意 3 药物不良反应　4 并存临床症状	
	不良生活方式改善情况	运动______ 吸烟______ 饮酒______ 摄盐______ 饮食______ 心理状态______	
	其　他		
下次年检目　标	高血压	血压：　/　mmHg	
	糖尿病	空腹血糖：　mmol/L (或) 餐后血糖：　mmol/L	
	不良生活方式改善目　标	运动______ 吸烟______ 饮酒______ 摄盐______ 饮食______ 心理状态______	
	其　他		
下次年检日期		医 生 签 名	

注：同《社区居民健康档案》表 3.1.4

填表说明

本表共分为4个分表，年检项目内容应参照表格内容进行，检查结果应如实填写，未进行的检查项目不填写。检查出现异常结果，应在相应项目后填写相关说明。特别须说明的项目：

表3.1 健康检查表

1. 症状：项目可以多选，在方框内填写相应症状编号的数字，如有其他症状，请在“其他”一栏中具体描述。

2. 一般状况：填写体温、脉搏、呼吸、血压、身高、体重、腰围的测量数值，计算体重指数（BMI）的数值。

老年人认知功能粗筛方法：告诉被检查者“我将要说3件物品的名称，如铅笔、卡车、书。请您立刻重复，过1分钟后再次重复。如患者无法立即重复或1分钟后无法完整回忆3件物品名称为粗筛阳性，需进一步行简易智力状态检查（详见《社区中老年人健康管理》附件）。

老年人情感状态粗筛方法：询问被检查者“你经常感到伤心或抑郁吗?”或“你的情绪怎么样?”如回答“是”或“我想不是十分好”，为粗筛阳性，需进一步行抑郁量表检查（详见《社区中老年人健康管理》附件）。

生活质量：SF36评分详见《社区中老年人健康管理》附件及相应软件。

3. 脏器功能：

视力填写具体数值。

听力检查：在被检查者耳旁轻声耳语“你叫什么名子?”，注意检查者的脸在被检查者视线之外。判断被检查者听力状况。

运动功能检查：请被检查者完成以下动作：“两手触枕后部”；“捡起这支笔”；“从椅子上站起，行走几步，转身，坐下”。判断被检查者运动功能。

4. 查体：在相应描述后的方框内填写对应被选项序号的数字。如有异常请在横线上具体说明，如其他淋巴结部位、个数；心脏杂音描述；肝脾肋下触诊大小；前列腺触诊大小等。

5. 一般人群检查：检查（包括在本社区卫生服务机构外做的）结果在相应栏内填写。

尿常规中的“尿蛋白、尿糖、尿酮体、尿潜血”阴性填“—”，阳性填“+”。如果血常规、尿常规中的其他结果阳性，请填入其他一栏中。

心电图填写诊断结果。

表中列出的检查项目以外的实验室检查结果填写在“其他”一栏。

6. 特殊人群检查：

症状（咳嗽、咳痰、呼吸困难）和体征（哮鸣音）按表中内容打分评价。

6 分钟步行试验每年 1 次，稳定期患者做。

肺功能和血氧饱和度检查不是必须填写项目，如果患者有本年度上级医院检查结果请填写。

COPD 患者生活质量的 SGRQ 评分具体见附件表 5 及相应软件。

表 3.2　生活方式及疾病用药情况

1. 体育锻炼：指主动锻炼，即有意识地为强体健身而进行的活动。不包括因工作或其他需要而必须进行的活动，如为上班骑自行车、做强体力工作等等。

2. 饮食习惯：项目可以多选，在方框内填写相应选项编号的数字。

3. 吸烟史：从不吸烟者不必填写“开始吸烟时间”、“戒烟时间”、“吸烟量”等。

4. 饮酒史：调查时不饮酒者不必填写其他有关饮酒史项目。饮酒量应折合相当于白酒“××两”。白酒 1 两折合葡萄酒 4

两、黄酒半斤、啤酒1瓶、果酒4两。

5. 生活方式：

心理状况：可以多选。填写患者目前的心理状态，选择紧张、抑郁、焦虑、良好，如果有需要说明的情况，具体填写。

遵医行为：是指患者是否遵照医生的指导去改善生活方式。在良好、一般、差中选择适合患者目前情况的一项。其含义为良好＝“完全按照医生建议”，一般＝“部分按照医生建议”，差＝“拒绝接受医生建议”。

职业暴露史：指患者职业原因造成的化学品、毒物或射线接触史。如有，需填写具体化学品、毒物、射线名或填不详。

居住环境：在相应描述后的方框内填写对应被选项序号的数字。

6. 现存健康问题：在相应描述后的方框内填写对应被选项序号的数字，可以多选。

7. 住院治疗情况：应逐项填写。时间填写年月，年必须写4位。如因慢性病急性发作或加重而住院/家庭病床，请特别说明。医疗机构名称应写全称。

8. 用药情况：指目前服用药物，尽量填写化学名（通用名）而非商品名，用法按医生医嘱填写。

9. 非免疫规划预防接种史：在相应描述后的方框内填写对应被选项序号的数字。其他疫苗名称填写应完整准确。

表3.3　健康评价表

1. 居民自我评判健康状况：让被检查者自我评判自己的健康状况并打分，0分为最差，10分为最好。

2. 生活质量：填写生活质量问卷评分结果。

表3.4　现有疾病管理效果及下次年检目标

1. 现有疾病管理效果：

(1) 现有疾病控制情况：参照相应适宜技术管理规范作出判断。如血压控制情况应根据不同情况作出选择：目前血压控制是否满意，是否存在药物不良反应以及在这一年中是否出现新的并发症或并发症出现异常。

(2) 不良生活方式改善情况是指患者在健康管理指导下，目前不良生活方式的类型和状态。根据患者自身情况在各项生活方式后面的横线上填写。如“吸烟 从 20 支/天下降到 15 支/天”或“吸烟者认识到吸烟有害健康，准备戒烟”等。

2. 下次年检目标：不良生活方式改善目标是指针对患者目前不良生活方式的改善目标。与患者一起制订下一年度生活方式改善目标，并在每次随访中记录生活方式的现状，与年度目标比较，以提示患者改变不良生活方式。如“吸烟 减为 10 支/天”。

姓名：　　　　　　　　　　　　编号□□-□□□□□

表 4　COPD 患者随访表

项目	随访时间	___年___月___日	___年___月___日	___年___月___日
症状	咳嗽			
	咳痰			
	呼吸困难			
	其他			
体征	口唇紫绀			
	哮鸣音/湿啰音			
	下肢水肿			
	其他			
生活方式指导	吸烟	支/天	支/天	支/天
		支/天	支/天	支/天
	运动	次/周　分钟/次	次/周　分钟/次	次/周　分钟/次
		次/周　分钟/次	次/周　分钟/次	次/周　分钟/次
	呼吸锻炼			
	心理调整			
实验室检查	血常规			
	其他检查			
用药情况	药物名称 1			
	用法	每日　次 | 每次(剂量)	每日　次 | 每次(剂量)	每日　次 | 每次(剂量)
	药物名称 2			
	用法	每日　次 | 每次(剂量)	每日　次 | 每次(剂量)	每日　次 | 每次(剂量)
	药物名称 3			
	用法	每日　次 | 每次(剂量)	每日　次 | 每次(剂量)	每日　次 | 每次(剂量)
	其他药物			
	用法	每日　次 | 每次(剂量)	每日　次 | 每次(剂量)	每日　次 | 每次(剂量)
	药物不良反应	1无 2有_______ □	1无 2有_______ □	1无 2有_______ □
	服药依从性	1规律 2间断 3不服药□	1规律 2间断 3不服药□	1规律 2间断 3不服药□
转诊	原因			
	随访结果			
下次随访时间				
随访医生签名				

注：同《社区居民健康档案》表 4.5

填表说明

本表在社区 COPD 患者随访时使用。社区医生根据随访结果如实填写，未进行的项目不填写，检查出现异常结果应进行具体说明。特别须说明的项目：

1. 症状：在相应症状后打“√”，没有打“×”，如有其他症状，在“其他”一栏注明。

2. 体征：在相应体征后打“√”，没有打“×”，如有其他体征，在“其他”一栏注明。

3. 生活方式指导：

吸烟　填写目前吸烟量，不吸烟填“0”，吸烟者写出每天的吸烟量“×支/天”。横线上填写目前情况，横线下填写下次随访时应达到的目标。

运动　填写每周几次，每次多少分钟。即“×次/周，×分钟/次”。

呼吸锻炼　填写具体呼吸锻炼形式，如呼吸操、腹式呼吸、太极拳等等。

4. 实验室检查：记录患者在上次随访到这次随访之间到任何医疗机构进行的实验室检查结果。

5. 用药情况：

药物名称　填写目前正在服用的治疗 COPD 的药物名称，用法填写医生的医嘱用法。

药物不良反应　正常剂量的药物用于预防、诊断、治疗疾病或调节生理机能时出现的有害的和与用药目的无关的反应，不包括有意的或意外的过量用药及用药不当引起的反应。填写时应指明产生不良反应的药物并说明不良反应类型。

6. 转诊：如果转诊应写明转诊原因，并注明转诊后随访结果，如“转诊原因：肺部感染导致 COPD 加重”，“随访结果：

抗生素使用 2 周”。

7. 下次随访时间：写明具体时间，并告知患者。最后由此次随访医生签名。

表 5　St’George 医院呼吸问题的调查问卷（SGRQ）

编号：________ 患者姓名：________ 分数：________

第一部分

关于在过去的 3 个月内你的呼吸困难等问题，每个问题只选择一个答案。

请选择一个能体现你目前健康状况的描述，并在方框内打“√”

	一周中绝大部分时间	一周中有几天	一个月中有几天	仅在肺部有感染时	没有
1. 过去的 3 个月内咳嗽情况	□	□	□	□	□
2. 过去的 3 个月内咳痰情况	□	□	□	□	□
3. 过去的 3 个月内呼吸急促的发生情况	□	□	□	□	□
4. 过去的 3 个月内气喘发作情况	□	□	□	□	□

5. 在过去的 3 个月内，我曾出现过几次严重的或极不舒服的呼吸困难	请选择一个合适的方框，并打“√” 超过 3 次发作 □ 2 次发作 □ 1 次发作 □ 没有发作 □
6. 最严重的一次呼吸困难发作持续多长时间	请选择一个合适的方框，并打“√” 一周或更长时间 □ 3 天或更长时间 □ 1 至 2 天 □ 不超过 1 天 □ 没有发作 □
7. 在过去的 3 个月内，平均每周有几天呼吸是正常的（没有呼吸困难）	请选择一个合适的方框，并打“√” 没有一天正常 □ 1 到 2 天正常 □ 3 到 4 天正常 □ 几乎每一天都正常 □ 每一天都正常 □
8. 如果有喘息，在清晨醒来时加重？	请选择一个合适的方框，并打“√” 否 □ 是 □

第二部分

一、下列问题是关于呼吸情况。

9.	你如何描述你目前的呼吸困难?	请选择一个合适的方框，并打“√”
		呼吸困难严重影响了我的全部生活 □ 呼吸困难影响了我的全部生活 □ 呼吸困难影响了我的部分生活 □ 呼吸困难没有影响我的生活 □
10.	关于呼吸对工作的影响，请从中选择一项	请选择一个合适的方框，并打“√”
		我的呼吸问题使我完全停止工作 □ 我的呼吸问题影响我的工作或使我变换工作 □ 我的呼吸问题不影响我的工作 □ 我没有工作 □

二、下列问题是关于这些天来哪些活动经常让你觉得喘不过气来。

对每一个问题根据实际情况选择“是”或“否”，并在方框中打“√”

		是	否
11.	静坐或静躺	□	□
12.	洗漱或穿衣	□	□
13.	在室内走动	□	□
14.	在户外平台上走动	□	□
15.	走楼梯上一层楼	□	□
16.	爬坡	□	□
17.	运动性体育活动或运动性游戏	□	□

三、下列问题是关于这些天来你的咳嗽及气喘问题。

对每一个问题，请根据你的实际情况选择“是”或“否”，并在框中打“√”

		是	否
18.	咳嗽使我感到痛苦	□	□
19.	咳嗽使我感到疲倦	□	□
20.	谈话时，我会感到喘不过气来	□	□
21.	弯腰时，我觉得喘不过气来	□	□
22.	咳嗽或呼吸困难影响我的睡眠	□	□
23.	我经常疲惫不堪	□	□

四、下列问题是关于这些天来你的呼吸困难可能对你其他方面的影响。

对每一个问题，根据实际情况选择“是”或“否”，并在方框中打“√”

		是	否
24.	咳嗽及呼吸困难使我心情不愉快	□	□
25.	我的呼吸问题让我的家人担心	□	□
26.	当我喘不上来气，我感到害怕或惊恐	□	□
27.	我觉得我的呼吸问题很严重	□	□
28.	我觉得我的呼吸问题不能好转	□	□
29.	我的呼吸问题使我变得虚弱、活动不便	□	□
30.	体育运动对我来说是不安全的	□	□
31.	做任何事情都很吃力	□	□

五、下列问题是关于你的治疗情况，如果没有经过治疗请跳过这些问题直接回答第六大题。

对每一个问题，请根据你的实际情况选择“是”或“否”，并在方框中打“√”

		是	否
32.	治疗对我来说没有多大帮助	□	□
33.	在他人面前用药让我感到难堪	□	□
34.	治疗引起了不良的药物反应	□	□
35.	治疗严重干扰了我的生活	□	□

六、下列问题是关于你的呼吸困难可能如何影响你的活动。

对每一个问题，请根据实际情况选择“是”或“否”，并在方框中打“√”

		是	否
36.	我洗脸刷牙或穿衣时，感到费力	□	□
37.	我不能洗澡或淋浴，或需要花很长的时间	□	□
38.	我走得比别人慢，或常常停下来休息	□	□
39.	我做家务事非常慢，或常常停下来休息	□	□
40.	上一层楼时，我得慢慢走或停下来休息	□	□
41.	如果赶时间或快走，我不得不休息或放慢速度	□	□
42.	呼吸困难使我在进行诸如上坡、提东西上楼、在花园中除草、跳舞、练气功或做操等活动时感到困难	□	□
43.	呼吸问题使我在进行诸如搬运重物、在花园中挖土、铲雪、慢跑或快走（8公里/小时）、舞剑或游泳时感到困难	□	□
44.	呼吸问题使我在进行诸如重体力活、跑步、骑自行车、快速游泳、进行剧烈的体育活动时感到困难	□	□

七、下列问题是你的呼吸问题如何影响你。

对每一个问题，请根据实际情况选择“是”或“否”，并在方框中打“√”

		是	否
45.	我不能进行体育运动或做运动性活动	□	□
46.	我不能外出娱乐或消遣	□	□
47.	我不能外出购物	□	□
48.	我不能做家务	□	□
49.	我不能走得离床或椅子太远	□	□

以下是一些由于你的呼吸问题而无法进行的其他活动项目，请阅读后回答问题 50。

散步或遛狗
在家干活
性生活
上商场、菜市场或进行娱乐活动
在天气不好时外出或进入有烟味的房间
探亲访友或与孩子玩耍
其他重要活动：________________________________

____

50. 现在请选择一项最能反映你的呼吸问题对你的影响的项目，并在方框中打“√”

不影响我想做的任何事情 □
影响我想做的 1～2 件事情 □
影响我想做的大部分事情 □
影响所有我想做的事情 □

感谢你填写这份问卷。请再一次确认是否已经回答所有问题。

采用北京协和医院呼吸科提供的分析软件，计算出测试结果（分数）。

表 6　老年抑郁量表

选择过去一周内最适合你的答案		
1. 你对你的生活基本满意吗？	是□	否□
2. 你是否丧失了很多你的兴趣和爱好？	是□	否□
3. 你感到生活很空虚吗？	是□	否□
4. 你经常感到很无聊吗？	是□	否□
5. 你对未来充满希望吗？	是□	否□
6. 你是否为无法摆脱头脑中的想法而烦恼？	是□	否□
7. 大部分时间你都精神抖擞吗？	是□	否□

续表

8. 你是否觉得有什么不好的事情要发生而感到很害怕?	是□	否□
9. 大部分时间你都觉得快乐吗?	是□	否□
10. 你经常感到无助吗?	是□	否□
11. 你是否经常感到不安宁或坐立不安?	是□	否□
12. 你是否宁愿待在家里而不愿出去做新鲜事?	是□	否□
13. 你是否经常担心未来?	是□	否□
14. 你是否觉得你的记忆力有问题?	是□	否□
15. 你是否觉得现在活着很精彩?	是□	否□
16. 你是否经常感到垂头丧气无精打采?	是□	否□
17. 你是否感到你现在很没用?	是□	否□
18. 你是否为过去的事担心很多?	是□	否□
19. 你觉得生活很兴奋吗?	是□	否□
20. 你是否觉得学习新鲜事物很困难?	是□	否□
21. 你觉得精力充沛吗?	是□	否□
22. 你觉得你的现状是毫无希望的吗?	是□	否□
23. 你是否觉得大部分人都比你活得好?	是□	否□
24. 你是否经常把小事情都弄得很糟糕?	是□	否□
25. 你经常有想哭的感觉吗?	是□	否□
26. 你对集中注意力有困难吗?	是□	否□
27. 你喜欢每天早晨起床的感觉吗?	是□	否□
28. 你是否宁愿不参加社交活动?	是□	否□
29. 你做决定容易吗?	是□	否□
30. 你的头脑还和以前一样清楚吗?	是□	否□
每个提示抑郁的回答得一分。(问题1,5,7,9,15,19,21,27,29和30回答“否”,其他问题回答“是”提示抑郁可能。)≥15分,提示老年抑郁可能,转上级医院神经科处理。		

注:抑郁是一种复杂的负性情绪体验,以主观的痛苦感为核心成分,表现在个体的情感、心境、认知、生理症状等多方面,如悲观、失败感、不满、社交退缩、犹豫不决、食欲下降、睡眠障碍、厌倦、敌意等。每个人都会有一些抑郁性的体验,而持续和严重的情况下,抑郁就可能成为一种精神障碍。抑郁与个体的人格特点有关,但很大程度上受社会因素的影响,如家庭环境压抑、人际关系紧张、多次经历失败等等。老年人的躯体主诉较多,如食欲下降、睡眠障碍等,在老年阶段属于正常范围,但使用一般抑郁量表时可能会因此误诊为抑郁症。故对老年人,应使用老年抑郁量表(GDS)。

参考文献

[1] GOLD Executive Committee. Global Strategy for the Diagnosis, Management and Prevention of COPD, Global Initiative for Chronic Obstructive Lung Disease (GOLD) 2006 [EB/OL]. http://www.goldcopd.org/, 2006-11

[2] Bellamy D, Bouchard J, Henrichsen S, et al. International Primary Care Respiratory Group (IPCRG) Guidelines: management of chronic obstructive pulmonary disease (COPD) [J]. Prim Care Respir J, 2006, 15 (1): 48-57

[3] 中华医学会呼吸病学会分会慢性阻塞性肺疾病学组. 中国COPD诊治指南. 2007年修订版. 中华结核和呼吸杂志, 2007, 30 (1): 1-7

[4] IPAG staff. IPAG (International Primary Care Airway Group) diagnosis and management handbook [EB/OL]. http://www.ipagguide.org/, 2005-08-02

[5] ATS/ERS Pulmonary Rehabilitation Writing Committee. American Thoracic Society/European Respiratory Society statement on pulmonary rehabilitation. Am J Respir Crit Care Med, 2006, 173 (12): 1390-413

[6] Brooks D, Solway S, Gibbons WJ. ATS statement on six-

minute walk test. Am J Respir Crit Care Med, 2002, 166 (9): 111-117

[7] Leidy NK, Rennard SI, Schmier J, et al. The breathlessness, cough, and sputum scale: the development of empirically based guidelines for interpretation. Chest, 2003, 124 (6): 2182-91

[8] Jones PW, Quirk FH, Baveystock CM. The St George's Respiratory Questionnaire. Respir Med, 1991, 85 (Suppl B): 25-31